Meer zorg, minder verzuim

Meer zorg, minder verzuim

Een praktische verzuimaanpak
voor de zorgsector

Femke Reijenga

Bohn Stafleu van Loghum
Houten 2005

Ontwerp binnenwerk: Designwork-bno, Deventer
Ontwerp omslag: Designwork-bno, Deventer

© 2005 Bohn Stafleu van Loghum, Houten
Alle rechten voorbehouden. Niets uit deze uitgave mag worden verveelvoudigd, opgeslagen in een geautomatiseerd gegevensbestand, of openbaar gemaakt, in enige vorm of op enige wijze, hetzij elektronisch, mechanisch, door fotokopieën, opnamen, of enig andere manier, zonder voorafgaande schriftelijke toestemming van de uitgever.
Voor zover het maken van kopieën uit deze uitgave is toegestaan op grond van artikel 16b Auteurswet 1912 j° het Besluit van 20 juni 1974, Stb. 351, zoals gewijzigd bij Besluit van 23 augustus 1985, Stb. 471 en artikel 17 Auteurswet 1912, dient men de daarvoor wettelijk verschuldigde vergoedingen te voldoen aan de Stichting Reprorecht (Postbus 3060, 2130 KB Hoofddorp). Voor het overnemen van (een) gedeelte(n) uit deze uitgave in bloemlezingen, readers en andere compilatiewerken (artikel 16 Auteurswet 1912) dient men zich tot de uitgever te wenden.

Samensteller(s) en uitgever zijn zich volledig bewust van hun taak een zo betrouwbaar mogelijke uitgave te verzorgen. Niettemin kunnen zij geen aansprakelijkheid aanvaarden voor onjuistheden die eventueel in deze uitgave voorkomen.

ISBN 9031346179
NUR 807

Bohn Stafleu van Loghum
Het Spoor 2
Postbus 246
3990 GA Houten

Distributeur voor België:
Standaard Uitgeverij
Belgiëlei 147a
B-2018 Antwerpen

www.bsl.nl
www.standaarduitgeverij.be

Inhoud

Voorwoord		7
1	Startvragen	8
2	Fictief verpleeghuis De Ruime Blik	18
3	Nieuw beleid ontwikkelen	22
	Stap 1. Aanleiding aankaarten bij het management	22
	Stap 2. Voorbereiden	23
	Stap 3. Verzuimanalyse	26
	Stap 4. Doelen bepalen	29
	Stap 5. Maatregelen kiezen	30
4	Plan van aanpak	32
	Stap 6. Plan van aanpak opstellen	32
5	Implementeren	38
	Stap 7. Plan van aanpak implementeren	38
	- Betrokkenheid management tonen, maandelijkse rubriek in personeelsblad	38
	- Stuurinformatie beschikbaar krijgen	39
	- Verzuimprotocol herzien en digitaliseren	43
	- Leidinggevenden leren omgaan met verzuimspelregels	44
	- Dienstverlening Arbo-dienst herzien	49
	- Leidinggevenden aanspreken op verzuimbegeleiding	50
	- Bespreekbaar maken van bedrijfscultuur en de invloed daarvan op verzuim	51
6	Evalueren en verbeteren	58
	Stap 8. Effecten meten	58
	Stap 9. Plan van aanpak verbeteren en beleid bijstellen	59
	Stap 10. Het management spreekt zich opnieuw uit	64
7	Aandachtspunten voor de toekomst	66
	Literatuur	72
	Internet	74

Bijlage 1.	Presentatie externe adviseur over verzuimmaatregelen	76
Bijlage 2.	Inhoudsopgaven verzuim- en reïntegratiegids	82
Bijlage 3.	Taakverdeling bij een verzuimbegeleiding	84
Bijlage 4.	Checklist voor een verzuimgesprek	86
Bijlage 5.	Overzicht van mogelijke werkaanpassingen	88

Over de auteur 92

Voorwoord

De zorg- en welzijnssector wordt geplaagd door een hoog verzuim en een hoge instroom in de WAO. De percentages hiervan zijn hoger dan die in andere branches. Dat roept binnen de instellingen meteen vragen op. Ligt het aan het werk zelf of aan de wijze waarop onze instelling werkt? Ligt het aan de werknemerspopulatie? Ligt het aan de arbeidsmarkt of de maatschappij in zijn geheel en de rol van de zorg daarin? Kunnen we er überhaupt iets aan veranderen? Doen wij minder aan het voorkomen van verzuim dan instellingen in andere branches? Helaas kunnen al deze vragen met ja worden beantwoord.

Over verzuimbeleid en het voorkomen van arbeidsongeschiktheid wordt veel geschreven en gepraat, maar daar blijft het vaak bij. Dat geldt helaas ook voor de zorg- en welzijnssector. We weten inmiddels veel over faal- en succesfactoren bij het voeren van verzuimbeleid. Er is een aantal hobbels te nemen om die kennis te vertalen naar concrete activiteiten op de werkvloer. Die hobbels zitten in de communicatie met elkaar, in de omgangsvormen (vaak aangeduid als 'cultuur'), in het professionaliseren van het personeelsbeleid en in het daadwerkelijk investeren in verzuimbeleid (met geld, tijd en aandacht). Die hobbels zijn niet eenvoudig te nemen maar onoverkoombaar zijn ze niet. De niet-fictieve voorbeeldverhalen van zorginstellingen die wél een omslag in het beleid hebben kunnen maken, getuigen hiervan. Dit boekje is geschreven voor instellingen die meer willen halen uit hun verzuimbeleid en die geholpen willen worden de koudwatervrees voor nieuwe beleidsinspanningen te overwinnen.

Dit boekje is in eerste instantie bedoeld voor personeelsadviseurs en leidinggevenden in de zorg- en welzijnssector. Het biedt achtergrondinformatie over verzuim en reïntegratie. Door mee te denken met een voorbeeldinstelling wordt aan de hand van tien stappen het implementatietraject van nieuw verzuimbeleid zichtbaar. Die voorbeeldinstelling had uw instelling kunnen zijn. Daarnaast wordt er een aantal hulpmiddelen en geheugensteuntjes gegeven met praktische tips voor het omgaan met arbeidsongeschiktheid. We wensen u veel succes toe bij het uitvoeren van nieuw verzuimbeleid.

Dit boekje kwam tot stand met financiële ondersteuning van TNO Kwaliteit van leven | Arbeid. De auteur maakte dankbaar gebruik van commentaar op eerdere versies van Jeroen Pool (De Consult Pool, netwerk voor organisatie- en HRM-advies) en Tinka van Vuuren (TNO Kwaliteit van leven | Arbeid).

Femke Reijenga

Startvragen

In dit hoofdstuk wordt antwoord gegeven op de volgende vragen:

- Welke factoren beïnvloeden het verzuim en de arbeidsongeschiktheid in deze sector?
- Wat speelt er in de zorg- en welzijnssector?
- Welke invloed kan de instelling zelf uitoefenen op de hoogte van het verzuim?

In de zorg- en welzijnssector zijn bijna een miljoen mensen werkzaam. Circa 82 procent daarvan is vrouw: in de thuiszorg is dat 95 procent, terwijl in de geestelijke gezondheidszorg circa 67 procent van de werknemers vrouw is. Dit gegeven zegt al iets over de sector; er zijn verschillen tussen branches in de sector. Verschillen in personeelssamenstelling, het werk, de organisatie van het werk, en de wijze waarop instellingen beleid voeren om problemen in het werk aan te pakken.

Het verzuim in de zorg is met gemiddeld 6,9 procent (in 2002) ook hoog te noemen. De kans dat men een heel jaar ziek is, ligt eveneens hoger dan in de meeste sectoren. Het verzuim is in de thuiszorg het hoogst met 8,5 procent (in 2002), in de ziekenhuizen met 5,6 procent het laagst. In andere sectoren ligt het verzuim onder de 5 procent. De volgorde tussen de branches blijkt wat betreft verzuim- en arbeidsongeschiktheidscijfers van jaar tot jaar vrijwel constant te zijn. Sinds 2001 is het verzuim en de WAO-instroom in de zorgsector dalende. In 2002 zet deze daling zich in versterkte mate voort. Ook de instroomkans voor de WAO is in de zorgsector met circa 1,85 procent in 2002 hoger dan gemiddeld. Van het totale aantal nieuwe WAO-gerechtigden vanuit de gezondheids- en welzijnszorg, is volgens het CBS 60 procent volledig arbeidsongeschikt. Het grootste deel (41%) valt onder de diagnosecategorie 'psychische klachten'. De vacaturegraad in de zorgsector ligt op iets meer dan 3 procent (d.w.z. van de honderd arbeidsplaatsen zijn er meer dan drie onvervuld). Meer dan de helft van deze vacatures is moeilijk vervulbaar (RWI, 2004).

De demografische opbouw (meer vrouwen, meer hoger-opgeleiden en minder kostwinners dan in andere sectoren) heeft een grote invloed op het arbeidsongeschiktheidsrisico voor de zorgsector. In deze sector zijn hoge werkdruk, fysiek zwaar werk, niet zelf het werktempo kunnen regelen en beperkte promotiekansen, de arbeidsrisico's die meer voorkomen dan in andere sectoren (Van Deursen, 2001). De hoge werkdruk en geringe taakautonomie zijn wellicht de belangrijkste arbeidsrisico's.

Welke factoren beïnvloeden het verzuim en de arbeidsongeschiktheid in deze sector?

In de zorgsector oefenen persoonsgebonden factoren een zeer grote invloed uit op de verzuim- en WAO-cijfers. Werknemers met een chronische aandoening verzuimen in de zorgsector vaker en langer dan anderen. Daarnaast verzuimen jongeren tot 35 jaar ook vaker en niet korter dan ouderen in de eerste twee maanden; dit in tegenstelling tot jongeren buiten de zorgsector. Ook vrouwen verzuimen vaker en jonge vrouwen hebben een beduidend grotere kans om de WAO in te komen dan hun mannelijke leeftijdgenoten. De werkende populatie in de zorgsector (82% is vrouw, het personeelsbestand is relatief jong) maakt dat deze factoren grote invloed hebben op de totaalcijfers voor de sector.

In de zorgsector wordt er zeker aandacht geschonken aan preventie van fysieke en mentale belasting. De beleidsaandacht voor verzuim in de zorgsector is echter (te) weinig doelgroepgericht. Zeker werknemers met een chronische aandoening of jongeren die problemen ervaren met de 'intrinsieke reward' (ontplooiingskansen) krijgen onvoldoende specifieke beleidsaandacht. Aandacht voor jonge werknemers is extra belangrijk voor de toekomst. Om vergrijzing te voorkomen zullen instellingen moeten investeren in het vasthouden van jonge (ambitieuze) werknemers. De thematiek van jonge vrouwen die in de WAO komen krijgt veel aandacht in publicaties. Er is echter nog weinig concreet beleid ontwikkeld op instellingsniveau om hierop in te spelen.

Het probleem van het verzuim en de hoge WAO-instroom van medewerkers in de sector zorg en welzijn, en dan met name van de vrouwelijke medewerkers, is complex. Veel factoren spelen hierbij een rol, blijkt uit een onderzoek naar vrouwen en reïntegratie (Vinke e.a., 1999; zie ook Cuelenaere, 2003). Bekend is inmiddels dat ruim de helft van de grotere kans op arbeidsongeschiktheid van vrouwen veroorzaakt wordt door arbeidsomstandigheden. Vrouwen hebben namelijk vaker werk met een hoger risico (bijv. werk in de zorgsector, ongezonde werkdruk) en vrouwen hebben bij bepaalde arbeidsomstandigheden een (iets) grotere kans op arbeidsongeschiktheid dan mannen (bijv. door slechte werksfeer en het ontbreken van plezier in het werk; Van der Giezen, 2000). Het verhoogde arbeidsongeschiktheidsrisico van vrouwen ontstaat al in het begintraject van het ziekteverzuim, want vrouwen melden zich vaker ziek dan mannen (RWI, 2004).

Als een organisatie veel vrouwelijke werknemers telt, moet de werkgever rekening houden met hun arbeidsoriëntatie. Die is, als gevolg van onder andere op het kostwinnersmodel gebaseerde denkbeelden, in veel gevallen anders dan die van mannen. Een vrouwencultuur – een cultuur waarin vrouwen in de meerderheid zijn en die in belangrijke mate wordt beïnvloed door hun denkbeelden – is echter niet synoniem aan verzuimcultuur (d.w.z. een cultuur waarin het gemakkelijk is te verzuimen). Er zijn immers instellingen in de sector zorg en welzijn met zowel een laag verzuim als veel vrouwelijke werknemers. Als er wel sprake is van een verzuimcultuur, kan dit bovendien niet alleen op het conto van de vrouwen worden geschreven. Het kan niet vaak genoeg gezegd worden: ook artsen, arbeidsdeskundigen, werkgevers en – niet te vergeten – de sociale omgeving van de vrouwen dragen hieraan bij.

Relevant voor de verzuimfrequentie in de zorg zijn de slechtere intrinsieke reward (minder promotiekans, ontplooiing en aansluiting tussen werk en opleiding). Behalve persoonskenmerken zijn significant voor de verzuimduur: werksfeer, mate van autonomie en regelmogelijkheden voor de werknemers. Hoe beter de werksfeer en hoe meer autonomie en regelmogelijkheden, hoe eerder men terugkeert in het werk. Hier liggen goede aanknopingspunten voor beleidsmaatregelen. Ook organisatiegebonden factoren, zoals regio (Randstad of niet) en grootte van de instelling, spelen mee in de hoogte van het verzuim. Hoe groter de instelling, des te hoger het verzuim. Werknemers in de Randstad verzuimen bovendien meer dan werknemers in de rest van het land.

Wat speelt er binnen de zorg- en welzijnssector?

Zorginstellingen ervaren het ziekteverzuim als een probleem, omdat de kosten die ermee gepaard gaan hoog zijn en omdat de continuïteit van de bedrijfsvoering in gevaar kan komen. Het hoge aantal verzuimers maakt dat er meer personeel nodig is om het werk goed te blijven doen. En dat is een probleem, in deze tijd van (nog enige) krapte op de arbeidsmarkt. Bovendien is een sector met een hoog ziekteverzuim minder aantrekkelijk voor nieuw personeel. Dit heeft onder meer tot gevolg dat het aantal oudere

Startvragen

werknemers in de sector groeit, terwijl het aantal jongeren afneemt. En vergrijzing van het personeelsbestand gaat weer samen met meer verzuim. Van Vuuren e.a., (2001) laten zien dat er tussen de branches en instellingen verschillen zijn in de aanpak van verzuim. Lang niet alle branches en instellingen blijken even actief te zijn wat betreft hun Arbo- en verzuimbeleid. Instellingen in het sociaal-cultureel werk zijn het minst actief op dit gebied (en beschikken bovendien vaak over een geringe P&O-formatie). In iets mindere mate geldt dit ook voor instellingen in de thuiszorg en gehandicaptenzorg. De ziekenhuizen zijn als grotere organisaties met professionele P&O-afdelingen wat betreft hun Arbo- en verzuimbeleid koploper voor de sector. Hun verzuim is dan ook aanmerkelijk lager dan het verzuim in instellingen in de andere branches van de zorgsector.

Aanscherping van het verzuimprotocol blijkt in alle branches ingezet te worden als maatregel, evenals verbetering van verzuimbegeleiding door leidinggevenden en het uitvoeren van ergonomische aanpassingen ter vermindering van de fysieke belasting en/of RSI. Ook is er in veel branches aandacht voor een betere registratie en analyse van het verzuim. Althans, het staat hoog op de agenda; in de praktijk blijkt dit wel eens lastig. De meeste branches in de zorg- en welzijnssector hebben ook een begin gemaakt met het aanpakken van de psychische belasting. Er worden maatregelen genomen om de belastbaarheid van de werknemers te vergroten (bijv. in een training omgaan met werkstress) en in mindere mate worden er maatregelen genomen om de belasting in het werk te verminderen (bijv. rooster- en urenaanpassingen, andere teamvorming). In alle sectoren – dus niet alleen in de zorg- en welzijnssector – is er na de introductie van de Wet verbetering poortwachter (WVP) een toename te zien in de belangstelling voor arbeidsvoorwaardelijke prikkels. Dat wil zeggen, financiële maatregelen om werknemers te ontmoedigen om zich ziek te melden. Algemeen is de trend om zakelijker met verzuim en arbeidsongeschiktheid om te gaan. Dat leidt onder andere tot een nieuwe terminologie. Sommige bedrijven en instellingen die gelden als koploper spreken niet meer van verzuimbeleid maar van aanwezigheidsbeleid.

Welke invloed kan de instelling zelf uitoefenen op de hoogte van het verzuim?

Veel van de genomen maatregelen in de zorg- en welzijnssector zijn gericht op het verhogen van de verzuimdrempel en bedoeld om de verzuimfrequentie te verlagen. Er worden echter relatief weinig maatregelen genomen (bijv. specifieke reïntegratiemaatregelen) om ook de hervattingsdrempel te verlagen. Om de duur van het verzuim te beperken, zijn dergelijke maatregelen wel noodzakelijk. De WAO-problematiek komt als beleidsonderwerp binnen de instellingen vaak niet expliciet aan de orde. WAO-cijfers heeft men niet paraat of ontbreken zelfs. Terwijl juist in de WAO-instroom de hoogste kosten gaan zitten. Instellingen die actief zijn in hun reïntegratiebeleid – en daar dientengevolge meer in investeren – zien dit ook terug in lagere (langdurig-)verzuimcijfers en een lagere WAO-instroom. Zeker als werknemers zelf ervaren dat hun instelling veel doet aan Arbo- en reïntegratiezorg, zal het verzuim flink afnemen. Recent onderzoek (RWI, 2004) maakt duidelijk dat in het terugdringen van de verzuimduur voor de zorgsector de meeste beleidswinst te behalen is voor de instellingen. Dat dit in de praktijk te realiseren is, bewijst een aantal koploperinstellingen. Zij besteden structureel aandacht aan het verlagen van de hervattingsdrempel. Onderstaande voorbeelden zijn overgenomen van de site www.kroonophetwerk.nl. Op deze site van de Commissie het Werkend Perspectief zijn meer voorbeelden te vinden van bedrijven en instellingen die succesvol zijn in hun verzuim- en reïntegratiemanagement.

Psychiatrisch kinderziekenhuis
In psychiatrisch kinderziekenhuis Triversum te Alkmaar (ca. 265 medewerkers) werkten zo veel uitzendkrachten, dat je er haast over struikelde. Op een gegeven moment werd het zelfs moeilijk om via uitzendbureaus vervanging te vinden. Het ziekteverzuim veroorzaakt drie structurele problemen: *a* hoge kosten, *b* een dagelijks continuïteitsprobleem, en *c* de kwaliteit van de zorg kwam in gevaar (door de minder ingewerkte uitzendkrachten).
De economisch directeur voorzag grote problemen in de toekomst als het verzuim niet werd teruggedrongen. Een nieuwe aanpak moet zorgen voor bewustmaking van alle medewerkers van hun rol en verantwoordelijkheid bij ziekteverzuim, onder het motto: 'Ziek zijn mag, maar wat doe je er mee?' Het bewustwordingsproces mondde uit in het opstellen van verzuimregels voor medewerkers, leidinggevenden en PGO. Daarna werd voor leidinggevenden een cursus verzuimbegeleiding ontwikkeld, in samenwerking met de Arbo-dienst. In de cursus leren leidinggevenden het verzuim structureel bespreekbaar te maken, bijvoorbeeld in het werkoverleg van de afdelingen. Tevens wordt hen geleerd alert te zijn op frequent verzuim en dit met de betreffende medewerker te bespreken.
Een belangrijke stap is ook het nieuw leven inblazen van het sociaal-medisch team (SMT), ten behoeve van leidinggevenden. Wie een zieke medewerker heeft, wordt verplicht deel te nemen aan het SMT. Niet om het probleem af te schuiven,

maar om vragen te beantwoorden als: 'Wat heb ik er tot nu toe aan gedaan en wat kunnen we doen om de werknemer weer terug te laten keren?' De economisch directeur is zelf voorzitter van het SMT, zodat problemen boven het afdelingsniveau uitgetild kunnen worden. In de praktijk blijkt dat echte problemen vaak niet op de afdeling zelf kunnen worden opgelost. Er moet dan naar andere afdelingen kunnen worden gekeken.
Inmiddels zijn leidinggevenden eraan gewend geraakt dat zij hun problemen moeten voorleggen in het SMT. En dan komen ook allerlei problemen op tafel, van beperking door een chronische ziekte tot privé-problemen van medewerkers. Men komt daardoor meer te weten over de achtergrond van de situatie, zodat snel en adequaat kan worden gereageerd. Vijf jaar na de start van de aanpak is het ziekteverzuim gedaald van gemiddeld circa 11 procent naar 4 procent in 2001; de kostenbesparing is aanzienlijk. Daardoor houdt men nu geld over om bijvoorbeeld te investeren in aanpassingen en opleidingen. Triversum won in 2001 de Kroon op het Werk-prijs.

Verzorgingshuis

Verzorgingshuis Henriëtte Swellengrebel in Utrecht biedt onderdak aan circa tweehonderd oudere bewoners, waarvan een deel in aanleunwoningen woont. Behalve het verzorgingsgedeelte biedt de instelling verpleegzorg en thuiszorg. Met een soortgelijke organisatie vormt 'Swellengrebel' nu Zorgcentrum Oost. Dat valt op zijn beurt weer onder een nog groter samenwerkingsverband van zorgcentra, verpleeghuizen en thuiszorg in Utrecht: stichting Cascade. Er werken in Swellengrebel nu circa negentig werknemers, waarvan het overgrote deel in deeltijd.
Hoewel alles in verzorgingshuis Henriëtte Swellengrebel draait om zorg, is de directie zeer zakelijk waar het gaat om het weer aan het werk helpen van zieke werknemers: 'Als je goed reïntegreert, loont het. Je moet niet allerlei functies gaan creëren. Wij zijn geen filantropische instelling.' De leiding van de instelling ontdekte dat je het meeste succes boekt door zieke werknemers niet aan hun lot over te laten maar zo snel mogelijk samen met hen te gaan zoeken naar mogelijkheden tot werkhervatting. 'Teamleiders zoeken al snel contact met zieke werknemers om te kijken wat die nog kunnen doen,' legt de directeur uit. De verantwoordelijkheid daarvoor ligt bij de direct leidinggevenden: 'Zij vormen de directe schakel naar de medewerkers. Een manager die verantwoordelijk is voor tweehonderd mensen, kan nooit iedereen even goed kennen. We hebben geïnvesteerd in deskundigheidsontwikkeling en vaardigheden van de leidinggevenden op het gebied van verzuim- en reïntegratiebegeleiding.' Belangrijk daarbij is dat het hogere management het middenkader ook die ruimte geeft. 'Zorg dat je de teamleider de vrijheid geeft zelf beslissingen te nemen,' adviseert de directeur van Swellengrebel.
De sleutel tot succesvolle reïntegratie ligt volgens deze instelling in het aansluiten

bij de deskundigheid en talenten van werknemers, en het bieden van passende omscholing. Leidinggevenden moeten iemands talenten onderkennen. Als je mensen probeert om te scholen en uitgaat van hun deskundigheid, blijken ze vaak veel meer te kunnen. 'Gezien haar rugklachten kon een teamleider niet langer als teamleider werken. Ik heb haar toen voorgesteld een opleiding tot doktersassistente te volgen. Binnen een halfjaar na het afronden ervan vond zij werk in een dokterspraktijk.' Met dit voorbeeld zien we dat zieke werknemers niet altijd bij Swellengrebel terugkomen maar ook naar een andere werkgever kunnen gaan. Terugkeer op de oude werkplek is voor verzorgers helaas vaak moeilijk, verzorgen is te vergelijken met het bedrijven van topsport.

Naast scholing legt een goed personeelsbeleid de basis voor een goed ziekteverzuim- en reïntegratiebeleid. Een deel van de werkneemsters tussen dertig en vijfenveertig jaar kampt vaak met de dubbele belasting van werk en zorg voor het gezin. De instelling probeert daar op in te spelen met het personeelsbeleid. Ouders met zieke kinderen kunnen bijvoorbeeld relatief gemakkelijk vrij nemen.

Groot voordeel voor het ziekteverzuim- en reïntegratiebeleid bij Swellengrebel is dat de instelling onderdeel uitmaakt van de omvangrijke organisatie Cascade, wat de mogelijkheden tot herplaatsing vergroot. Hoewel men bij Swellengrebel positief is over de mogelijkheden om mensen weer aan het werk te helpen en beseft dat er in de praktijk meer mogelijk is dan vaak wordt gedacht, weet men ook dat er grenzen zijn: 'Op een gegeven moment is de sinaasappel uitgeperst.'

Organisatie voor verstandelijk gehandicapten

Stichting De Wendel in Venlo is een zelfstandige organisatie voor hulp- en dienstverlening aan verstandelijk gehandicapten. De stichting komt voort uit een fusie van een organisatie voor intramurale (psychiatrische) zorg met een organisatie voor semi-murale zorg in 1997 en 1998. De organisatie bestaat thans uit drie sectoren, met elk een eigen directie: dagbesteding/kinderzorg, wonen en specialistische zorg. Deze sectoren worden aangestuurd door de eenhoofdige raad van bestuur. Bij De Wendel werken circa duizend werknemers.

De Wendel is een eind op streek in de overgang van aanbodgerichte naar vraaggerichte organisatie voor hulp- en dienstverlening aan verstandelijk gehandicapten. De zelfsturende teams en een uitgebreid scholingstraject voor medewerkers dragen bij aan het succes van de omslag. Ziekteverzuim en instroom in de WAO kregen met de invoering van de Wet verbetering poortwachter bijzondere aandacht binnen de organisatie. De ondersteuning van unit-managers en medewerkers door een reïntegratiefunctionaris begint zijn vruchten af te werpen. Dit gevoegd bij de eerste succesvolle herplaatsingen via de zogenoemde transferlijst, mag mede van invloed worden geacht op het voor de sector lage ziekteverzuim en de dito WAO-instroom.

Hoe meer er wordt geïnvesteerd in Arbo- en verzuimzorg, des te lager het verzuim, aldus de literatuur. Ondanks alle aandacht en ingezette implementatietrajecten lijkt er in de zorgsector nog geen grens te zijn bereikt. De branche die reeds het laagste verzuim in de sector had – de ziekenhuizen – zag kans de afgelopen jaren nog een forse daling in verzuim en WAO-instroom te bereiken; geen geringe prestatie. Beleidsintensivering kan in alle branches in de zorgsector tot een verdere terugdringing van de arbeidsongeschiktheid leiden.

Beleidsintensivering is er zeker geweest de afgelopen jaren, zoals met de Wet verbetering poortwachter. Specifiek voor de zorgsector leidde het arbeidsmarktconvenant met het ministerie van VWS, om het werken in de zorg aantrekkelijker te maken, en de Arbo-convenanten met het ministerie van SZW, om preventie, verzuim en vroegtijdige reïntegratie aan te pakken, zeker tot meer aandacht en beleidsmaatregelen voor verzuim en arbeidsongeschiktheid binnen de instellingen. De convenantenaanpak heeft tot gevolg dat er per branche tal van maatregelen worden ingezet en gefinancierd om de gemaakte afspraken ook op instellingsniveau waar te maken. Mede door de Arbo-convenanten staat verzuim nu hoog op de agenda bij veel instellingen.

Dat aandacht alleen al helpt om het verzuim terug te dringen, staat onomstotelijk vast. De aandacht vasthouden is echter iets anders, zoals blijkt uit het boekje *Aandacht is het toverwoord* (2002). Na een jaar of vijf verslapt de aandacht voor verzuim meestal weer, waarop het verzuim snel stijgt. Slechts weinig bedrijven en instellingen lukt het om de aandacht blijvend vast te houden. Om de vijf jaar zijn nieuwe impulsen nodig.

Op dit moment hebben we te maken met een sterk dalend verzuim en een lagere WAO-instroom vanuit de zorg- en welzijnssector. Deze daling zien we in alle sectoren, zeker in sectoren waar Arbo-convenanten zijn afgesloten. Ook een macro-economische invloed is hier niet vreemd aan; in economisch slechtere tijden is het verzuim immers lager dan in hoogtijdagen. Daaruit kan echter niet worden geconcludeerd dat het wel goed zit met de verzuimaanpak in de zorgsector. Het verzuimcijfer blijft hoger dan in andere sectoren en geen sector voelt het gemis van collega's zo als de zorgsector. Zieke collega's betekenen minder handen aan het bed, meer werk voor de anderen, en een verhoogd risico op overbelasting voor de achterblijvende collega's. Daarnaast laten de grote verschillen in met name het langdurig verzuim tussen de instellingen zien dat er nog veel te winnen valt voor veel instellingen. Want waarom kan de ene instelling het wel en de andere niet?

Er zijn naast de hoofdreden – het hoge arbeidsongeschiktheidsrisico – nog twee belangrijke redenen te noemen om extra aandacht te besteden aan verzuim in de zorg- en welzijnssector:

1. Werkgevers investeren er beduidend minder in Arbo-dienstverlening dan in andere sectoren en ze maken minder dan gemiddeld gebruik van de REA-vergoedingen die in het kader van de landelijke regelgeving geboden worden. De kost gaat voor de baat uit, en dat is lastig voor instellingen die kampen met bezuinigingen, personeelstekort en verzuimproblematiek.

2. In 2006 gaat de nieuwe Wet werk en inkomen naar arbeidsvermogen (WIA) het oude WAO-stelsel vervangen. Volgens de nieuwe wet krijgen alleen werknemers die volledig en duurzaam arbeidsongeschikt raken nog een WAO-uitkering. Dit wordt de Inkomensvoorziening volledig arbeidsongeschikten (IVA). Wie nog deels kan werken, moet aan de slag blijven. De werkgever dient daarbij te zorgen voor een aanvullende uitkering op het loon (middels de Regeling werkhervatting gedeeltelijk arbeidsgeschikten ofwel WGA).

Vooruitlopend op de WIA zijn sinds najaar 2004 de keuringen op arbeidsongeschiktheid reeds strenger, waardoor er nu al een grote groep werknemers op de arbeidsmarkt komt die eerder niet (volledig) in staat geacht werd te kunnen werken. Werkgevers én werknemers moeten meer dan ooit alle zeilen bijzetten om de arbeidsparticipatie in balans te houden. Gezien de hierboven geschetste achtergronden zal dit voor de zorg- en welzijnssector nog meer gelden dan voor andere sectoren.

☐

Leeswijzer bij dit boekje

Na deze schets van de achtergronden wordt het tijd voor de praktijk. Welke stappen kan een instelling zetten om verzuim wederom op de agenda te krijgen? Wat kunnen PGO-functionarissen en leidinggevenden doen om nog beter grip te krijgen op verzuim?

We gaan een kijkje nemen in de keuken: in hoofdstuk 2 tot en met 6 zijn we op bezoek bij verpleeghuis De Ruime Blik, een fictieve instelling. Deze instelling start een verzuimproject en doorloopt gedurende de periode van een jaar een 10-stappenplan. Hoofdstuk 2 biedt een inleiding over het verpleeghuis De Ruime Blik, waarna vier hoofdstukken volgen die de tien stappen presenteren ingedeeld volgens de welbekende managementcirkel:

Figuur 1

Managementcirkel

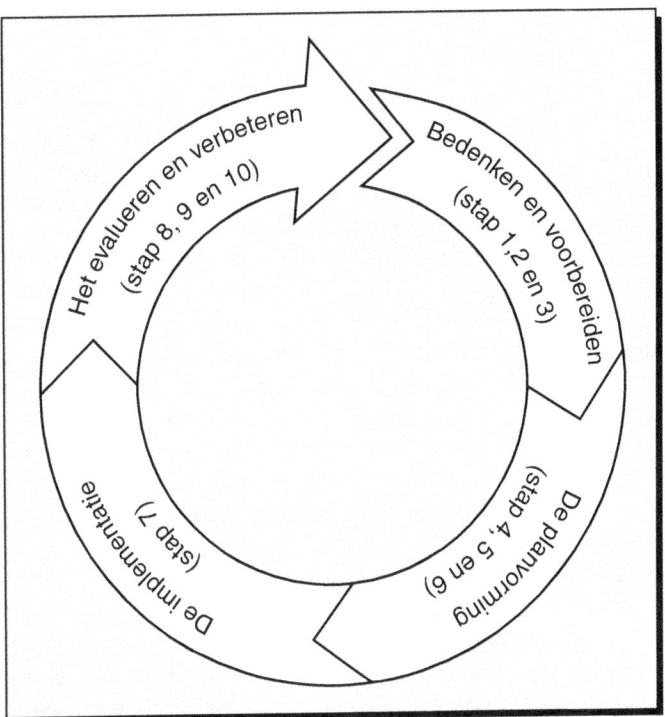

De nummering van de stappen komt niet overeen met de nummering van de hoofdstukken; in sommige 'taartpunten' van de managementcirkel worden meerdere stappen achter elkaar gezet. In hoofdstuk 6 worden ter illustratie individuele verzuimcases geschetst, waarna in hoofdstuk 7 de stappen die in hoofdstuk 3 tot met 6 zijn behandeld kort worden samengevat. Het boekje wordt afgesloten met een uitgebreide literatuurlijst, een overzicht van relevante sites en enkele bijlagen.

Fictief verpleeghuis De Ruime Blik

Om de toepassing van nieuw verzuimbeleid in een instelling in de praktijk te volgen nemen we u mee naar verpleeghuis De Ruime Blik. De instelling is fictief maar had kunnen bestaan. Bij de meeste verpleeg- en verzorgingsinstellingen vonden er de afgelopen jaren ingrijpende veranderingen plaats, zo ook bij De Ruime Blik. Er was een verhoogde en hoge werkdruk, versterkt door een toename van tijdelijke opnamen. In relatief korte tijd intensiveerde de zorg in de branche, en nam de professionalisering van de medewerkers toe. Veel instellingen zijn daarnaast de laatste jaren overgestapt op een andere werkwijze van zorgverlening (bijv. teamverpleging). Het verzuimcijfer schommelde tussen de 7 en 8 procent en is dus hoog te noemen. Er werken in totaal circa 115.000 mensen in deze branche.

De verpleeg- en verzorgingshuizen zijn een sector met overwegend vrouwen in dienst. Vaak – maar niet altijd – zijn dit gemiddeld ook wat oudere vrouwen, die in deeltijd werken. Vooral de oudere vrouwen hebben meer last van fysieke belasting door slijtage. De belangrijkste oorzaken in de werksituatie van het verzuim zijn fysieke en psychische belasting (bijv. werkdruk). Het verzuim is met name hoog bij werknemers met chronische gezondheidsklachten. De jongere werknemers verzuimen weinig minder dan de oudere. Het hoge verzuimcijfer wordt voor een groot deel bepaald door de lange duur van het verzuim en voor een klein deel door de meldingsfrequentie.

De Ruime Blik is een regionaal verpleeghuis met enkele locaties in en nabij een provinciestad in het oosten van het land. Er werken circa vijfhonderd mensen. De meeste hebben een vooropleiding op ten minste MBO-niveau.

Om de implementatie van nieuw verzuimbeleid concreter te beschrijven, laten wij u kennismaken met de personen die betrokken zijn bij het maken en uitvoeren van verzuimbeleid in De Ruime Blik. Bij verzuimbeleid zijn veel partijen betrokken; niet in de laatste plaats overigens de werknemers zelf.

☐

Belangrijkste partijen verzuimbeleid De Ruime Blik
- De werknemers
- Bert, directeur
- Inge, nieuw hoofd P&O
- Babette, bedrijfsarts Arbo-dienst Gezond Weer Op
- Monique, Arbo-adviseur
- Samira en Edith, personeelsadviseurs; Edith wordt tijdelijk vervangen door Hettie
- Danielle en Teun, afdelingsmanagers
- Elise, public relations en communicatie
- Sylvia, Rebecca, Anne en Irene, vier werknemers die langdurig ziek zijn geweest
- Astrid de Vries, extern adviseur, ingehuurd om de projectgroep Verzuim te informeren over mogelijke verzuimmaatregelen
- Jos van Buuren, trainer en coach, ingehuurd om een verzuimtraining te geven voor één afdeling

De Ruime Blik staat in de omgeving goed bekend. Wat betreft bewonerszorg is de instelling koploper in de sector. Er is een prettige werksfeer. Daardoor kost het niet veel moeite om vacatures te vervullen en werknemers te behouden. De leidinggevenden zijn relatief goed opgeleid op personeelsgebied. Het verpleeghuis heeft de visie dat de zorg voor de medewerkers een verplichting is. Het is aardig gelukt om dat goed in te vullen. Het verzuim was traditioneel laag bij De Ruime Blik, vergeleken met de branche van verpleging- en verzorgingshuizen in zijn geheel.

Dit verhaal over verzuimbeleid begint als Inge haar intrede doet als nieuw hoofd van de P&O-afdeling. Als Inge zich inwerkt en met de Arbo-adviseur de verzuimcijfers doorneemt, ziet ze dat het verzuim in een paar jaar tijd gestegen is van 6,4 naar 7,8 procent. Vanuit haar vorige baan in een grote verpleeginstelling weet Inge dat het gemiddelde verzuim in de branche rond de 8 procent ligt, maar zo'n snelle stijging is toch zorgwekkend. 'Het lijkt wel of het plotseling een probleem is geworden,' schrikt ook Monique, de Arbo-adviseur, die voor de directie de kwartaalcijfers van het verzuim bijhoudt.

Een analyse van de Vernet-cijfers* laat echter zien dat de stijgende

---

* Vernet registreert de verzuimcijfers van de gehele zorgsector. Meer dan 80% van de zorginstellingen in Nederland is bij Vernet aangesloten. Zie www.vernet.nl.

lijn er bij De Ruime Blik drie jaar geleden ongemerkt is ingeslopen. De afgelopen jaren was er voor de directie eigenlijk nooit aanleiding om over het verzuim te praten. 'We hebben daar toch nooit een probleem mee?' Op verzoek van Inge vraagt Monique bij Vernet een gedetailleerde analyse van hun eigen cijfers op, waarbij ze zich kunnen vergelijken met andere instellingen in hun branche. Ze buigen zich er samen over en zien dat de meldingsfrequentie niet zozeer het probleem is. Het probleem zit hem vooral in het langdurige verzuim van een relatief kleine groep werknemers.

Monique realiseert zich nu dat Babette, bedrijfsarts van de Arbo-dienst, een tijd geleden bij het vorige hoofd P&O aan de bel heeft getrokken, omdat er veel geklaagd werd over werkdruk en dat vooral het langdurige verzuim op een afdeling een bezettingsprobleem gaf. Babette drong toen aan op een (frequent bijeenkomend) sociaal-medisch team, om de lastige gevallen te bespreken. Het vorige hoofd P&O zag hier niet veel in en meende dat de Arbo-dienst hiermee alleen een uitbreiding van het lopende contract beoogde. Wat er toen met de door Babette gesignaleerde problemen gedaan is, weet eigenlijk niemand meer bij de P&O-afdeling. Het signaal heeft de directeur waarschijnlijk nooit bereikt.

Algemeen bekend binnen de instelling is het hoge verzuim bij de afdeling Psychogeriatrie. Een recente uitdraai van de Arbo-dienst van de verzuimcijfers op afdelingsniveau bevestigt dit. Een onderzoek naar de achtergronden daarvan, aanbevolen door de Arbo-dienst, ging twee jaar geleden vanwege de kosten niet door. Monique was het daar niet mee eens, want zij vermoedde dat met een lager verzuim de kosten van het onderzoek snel terugverdiend zouden worden. Wat volgens haar en afdelingsmanager Daniëlle in het verzuim op deze afdeling meespeelt, is de slechte 'klimaatbeheersing'. Dat wil zeggen dat de (eigen)wijze van leiding geven van enkele teamleiders en de cultuur op de afdeling het bespreekbaar maken van verzuim bemoeilijken. Juist door de hoge werkdruk vinden zowel leidinggevenden als werknemers van deze afdeling het heel begrijpelijk dat men wel eens wat langer ziek blijft. Dat heeft hen ervan weerhouden vragen te stellen over het verzuim.

Als Inge vraagt om naast de verzuimcijfers ook de WAO-instroomcijfers te mogen bekijken, wordt het akelig stil op de P&O-afdeling. Samira en Edith, personeelsadviseurs, realiseren zich dat de afdeling P&O niet over WAO-gegevens beschikt. Ze kennen wel een aantal langdurig zieken en enkele 'oude' WAO-gevallen van de afdelingen die zij adviseren. Maar het totaaloverzicht hebben zij niet. Ook afdelingshoofd Daniëlle kent alleen enkele langdurig zieken, maar heeft geen overzicht van alle langdurig zieken en WAO-instromers die ten laste van haar afdeling komen. Bij de salarisadministratie zijn vast wel gegevens van de UWV bekend over WAOuitkeringen, zo menen de P&O-adviseurs, maar of daarmee het inzicht in de WAO-instroom van De Ruime Blik compleet is ...?

Zo ontstaat de aanleiding voor de nu volgende zoektocht. Als eerste uitdaging in haar nieuwe baan wil Inge het verzuimbeleid van De Ruime Blik nieuwe impulsen geven en proberen het hoog op de agenda van de directie te krijgen. Ze realiseert zich dat ze bij de uitvoering vooral de medewerking van leidinggevenden nodig heeft. Met hulp van leidinggevenden en andere collega's gaat Inge aan de hand van een systematisch stappenplan orde op zaken stellen en nieuw verzuimmanagement introduceren.

Stappenplan

☐

De tien stappen
1. Aanleiding aankaarten bij management
2. Voorbereiden
3. Verzuimanalyse
4. Doelen bepalen
5. Maatregelen kiezen
6. Plan van aanpak opstellen
7. Plan van aanpak implementeren
8. Effecten meten
9. Plan van aanpak verbeteren en beleid bijstellen
10. Het management spreekt zich opnieuw uit

Nieuw beleid ontwikkelen

Stap 1. Aanleiding aankaarten bij het management

In het tweede gesprek dat Inge heeft met directeur Bert, vraagt ze naar de voorgeschiedenis van de verzuimaanpak en Bert zijn visie daarop. Bert vertelt dat er, door de afschaffing van de Ziektewet, in de tweede helft van de jaren negentig van de vorige eeuw duidelijk veranderingen in gang werden gezet om de personeelsbezetting op peil te houden. Door een brede voorlichting over verzuim gingen zowel medewerkers als leidinggevenden de voordelen van een duidelijke verzuimaanpak inzien. Verzuim werd meer bespreekbaar, ook als het een gevolg is van huiselijke problemen. De ziekmelding werd daarmee minder vrijblijvend, omdat de werknemer expliciet gevraagd werd na te denken over de vermoedelijke verzuimduur.

Maar inmiddels is het vijf jaar later. De mooie verzuimbrochure uit 1998 is in 2002 wel aangepast aan de nieuwe regels van de Wet verbetering poortwachter, maar verder is er de laatste jaren weinig ondernomen om het verzuim terug te dringen. En dat is in de cijfers terug te vinden, blijkt nu. Wel kunnen werknemers meedoen aan – in de CAO afgesproken – trainingen in omgaan met fysieke belasting, werkdruk of gewelddadige patiënten.

Bert dacht dat er ook geen aanleiding was voor extra verzuiminspanningen. Hij is niet op de hoogte van de probleemsignalering van de bedrijfsarts van twee jaar geleden en van de verzuim- en WAO-kosten. Wel weet hij dat het de laatste jaren iets moeilijker is geworden om gekwalificeerd personeel uit de regio te vinden, vooral bij de afdeling Psychogeriatrie. Tevens constateert hij een vergrijzing van het zittende personeel.

Het is reeds lange tijd de wens van de directeur om de verantwoordelijkheid voor het beheersen en sturen van verzuim laag in de organisatie, dus 'in de lijn' te leggen, net als de verantwoordelijkheid voor het primaire proces. Zoiets kun je volgens hem niet afdwingen. De leidinggevenden hebben in deze instelling veel vrijheid bij de invulling van het beleid: 'Het is een vrijbuitercultuur.' Het blijkt daardoor soms moeilijk om leidinggevenden hun werkwijze te laten veranderen.

Als Inge aangeeft dat de stijging in het verzuim zorgwekkend is en onderzoek behoeft en dat ook de Arbo-dienst hier al eerder op heeft aangedrongen, gaat Bert meteen akkoord. Hij vraagt Inge om aansluitend nieuwe beleidsvoorstellen te doen. Hij voelt zich er wat schuldig over 'dat hij het heeft laten lopen'. Hij wil graag geïnformeerd worden over de stappen die Inge gaat zetten. Inge vertelt dat ze een interne projectgroep een probleemanalyse laat maken, en dat ze deze over twee maanden met Bert zal doornemen om te bekijken tot welke stappen deze analyse moet leiden. Bert zal dit aankaarten in het overleg met de ondernemingsraad. Inge zal tevens zorgen dat er het personeelsblad geregeld aandacht zal besteden aan verzuim- en reïntegratiebeleid.

Resultaat

De directeur 'gaat ervoor'. Er komt een plan om het verzuim opnieuw aan te pakken.

Stap 2. Voorbereiden

In haar vorige baan werkte Inge mee aan een verzuimproject met een extern bureau. Die financiële ruimte is er nu niet. Ze heeft een beperkt budget beschikbaar, want naast een apart opleidingsbudget is er dit jaar voor de P&O-afdeling slechts circa zevenduizend euro beschikbaar voor nieuw beleid. Ze huurt nu voor enkele dagen een adviseur in die ze nog kent uit haar vorige baan. Deze adviseur, Astrid de Vries, kent de sector en Inge weet wat ze aan haar heeft. Astrid de Vries wordt gevraagd mee te denken over de analyse en de te kiezen interventies. Inge herinnert zich het stappenplan dat Astrid haar gaf voor een project in haar vorige werkkring. Aan de hand daarvan maakt Inge nu ook een plan voor De Ruime Blik. Ze kijkt ter voorbereiding wat rond op internet en vindt vooral nuttige tips op www.arbozw.nl.
    Eerst moet er een projectgroep worden samengesteld. Met behulp van de P&O-adviseurs komt ze tot de gewenste samenstelling. Allereerst schrijft ze op wat de projectgroep gaat doen. Het belangrijkste daarbij is het maken en uitvoeren van een plan van aanpak. De projectgroep dient hiertoe een inventarisatie te maken van de verzuimproblematiek. De volgende vragen moeten beantwoord worden.
- Waar staat de organisatie voor inzake preventie, reïntegratie en verzuim? Wat hebben we al bereikt? Wat werkt goed, wat niet?
- Welke basisgegevens zijn beschikbaar en welke ontbreken?
- Wat krijgt de nadruk?

- Wat is er al aanwezig en wat hebben we nog nodig om nieuw beleid te voeren?
- Is de noodzaak voor het management voldoende duidelijk en aantoonbaar, of moeten we hier nog specifieke informatie voor verzamelen?
- Wie gaat wat doen? En waar liggen de verantwoordelijkheden?

De projectgroep Verzuim wordt als volgt samengesteld.
- Voorzitter: Inge, het hoofd P&O (niet altijd aanwezig op de vergaderingen)
- P&O-functionarissen: Samira en Edith (in duobaan)
- Arbo-coördinator, secretaris en belangrijkste trekker: Monique
- Afdelingsmanagers: Daniëlle en Teun
- Medewerker pr- en communicatieafdeling: Elise (op ad-hocbasis)
- Adviseur Arbo-dienst (bedrijfsarts): Babette (op ad-hocbasis)

Om nieuwe impulsen te geven aan verzuimbeleid is het handig om dit projectmatig aan te pakken. In onderstaand kader staan de belangrijkste werkzaamheden van de projectgroep.

Werkzaamheden projectgroep Verzuim
1. Vastleggen intenties projectgroep (managementbesluit).
2. Formeren projectgroep en afspreken taakverdeling: start project.
3. Probleemanalyse maken.
4. Prioriteiten vaststellen en plan van aanpak maken (kort, concreet, realistisch, met namen en data) (managementbesluit).
5. Voorgenomen activiteiten worden uitgevoerd door management, P&O-staf, leidinggevenden, werknemers, ondernemingsraad en Arbo-dienst.
6. Tussentijdse evaluatie bij betrokkenen en eventuele bijstelling van het plan van aanpak na halfjaar.
7. Evaluatie nieuw beleid (vergelijkbaar aan 3, de probleemanalyse) na een jaar (managementbesluit).
8. Besluit over continueren werk projectgroep of wijzigen opdracht.
9. Evaluatiegesprek met management.

Omdat Bert, de directeur, heeft aangedrongen op uitkomsten op korte termijn, krijgt de projectgroep het druk. De externe adviseur vertelt Inge dat voor de implementatie van nieuw verzuimbeleid, in een bedrijf of instelling met meer dan driehonderd werknemers, minstens 250 uur nodig zijn. Die tijd is verdeeld over één tot twee jaar en over verschillende personen. Inge schrikt van dit tijdsbeslag, maar realiseert zich algauw dat het deel van deze tijdsbesteding van haarzelf en de andere P&O-functionarissen is ingecalculeerd in het reguliere werk, en dat ook de uren van de teamleiders en managers passen bij hun reguliere taken. Het is vooral een kwestie van meer informatie uitwisselen, communiceren en trainen. En als zij en Monique het project goed weten te managen, valt die vergadertijd misschien mee. Vervolgens maakt Inge een urenverantwoording voor de projectgroep Verzuim.

☐

Tijdsbesteding ontwikkelen en implementeren nieuw verzuimbeleid
- Vergaderingen van projectgroep (achtmaal twee uur voor zes personen: globaal 96 uur).
- Schriftelijk voorbereiden van vergaderen (achtmaal twee uur voor twee personen: 32 uur).
- Bilateraal overleg trekker/projectleider met collega's en Arbo-dienst (vijftien gesprekken).
- Presenteren/bespreken conceptstukken in bestuur, directie (driemaal vier uur: twaalf uur).
- Schrijven en corrigeren beleidsstuk (twintig uur).
- Training/workshop voor staf, teamleiders, managers (vier uur voor tien personen: veertig uur).
- Studiedagen/workshops bijwonen over verzuim/reïntegratieproblematiek (viermaal vier uur maal twee personen: 32 uur).

Omdat Inge zeker wil weten dat de leidinggevenden in de instelling betrokken zijn bij het nieuwe verzuimbeleid, praat ze met verschillende leidinggevenden alvorens Daniëlle en Teun voor te dragen als lid van de projectgroep Verzuim. Omdat Monique al zo lang in de organisatie werkt en als enige de verzuimcijfers redelijk kent, vraagt Inge haar om de projectgroep te trekken. In de praktijk betekent dit dat Monique voorzitter is, want Inge's agenda staat niet toe dat zij iedere bijeenkomst bijwoont. Inge en Monique bereiden elke vergadering samen voor.

Resultaat

De projectgroep is samengesteld en weet wat er uitgezocht gaat worden.

Stap 3. Verzuimanalyse

Geassisteerd door de P&O-adviseurs en afdelingsmanagers gaat Monique bij de organisatie na wat de stand van zaken is bij verzuimbegeleiding en -beleving. De projectgroep kiest ervoor om een door de externe adviseur geleverde vragenlijst te gebruiken om het verzuimbeleid in kaart te brengen (zie hiervoor de meting welke als bijlage is opgenomen in het boek van Piek en Reijenga, 2004). Daarnaast vraagt men de geïnterviewden een vragenlijst van de Arbo-dienst in te vullen waarin Arbo-maatregelen worden geëvalueerd. Er worden enkele open vragen aan de lijst toegevoegd. (Hoe gaat de verzuimbegeleiding volgens u? Wat wordt er aan preventie gedaan? Wat kan er verbeterd worden?) De leden van de projectgroep nemen de vragenlijsten zelf af.

De afdelingsmanagers worden verzocht de eigen teamleiders te interviewen en goed door te vragen. Soms vinden de interviews individueel plaats (bijv. bij bedrijfsarts en directeur), soms in de vorm van een groepsinterview (bijv. met enkele ondernemingsraadsleden en met werknemers die zelf langdurig ziek zijn geweest). Hoewel de aanpak gestructureerd is en intensief lijkt, besteden de leden van de projectgroep in totaal niet meer dan drie dagen aan het afnemen van de meting (de uren van de leden opgeteld).

Tevens wordt de Arbo-dienst om een helder overzicht van de verzuimcijfers gevraagd.

□

Relevante verzuimcijfers
- Verzuimpercentage afgelopen twee jaar (excl. zwangerschap)
- Aantal verzuimgevallen (percentage personeel)
- Aandeel kort verzuim (minder dan zes weken)
- Aandeel verzuim zes tot dertien weken
- Aandeel verzuim dertien tot 52 weken
- Aandeel verzuim langer dan een jaar en korter dan twee jaar
- WAO-percentage
- Percentage werknemers in dienst met arbeidshandicap/gezondheidsklachten

- Aantal succesvolle reïntegraties in afgelopen jaar (incl. ex-WAO'ers in dienst gekomen)
- Aantal WAO-instromers in afgelopen jaar
- Aantal gemaakte reïntegratieplannen

De verzuimcijfers worden uitgesplitst per afdeling. Tevens wordt er gekeken naar mogelijke verschillen in leeftijd en functiegroep. Per geslacht wordt niet uitgesplitst, omdat meer dan 75 procent van de werknemers vrouw is. Voor zover beschikbaar worden deze cijfers naast de referentiecijfers van Vernet gelegd.

Monique maakt een overzicht van de resultaten van nulmeting en analyse van de Arbo-dienst. De projectgroep neemt de resultaten met de externe adviseur door. Inge is bij deze vergadering aanwezig.

Resultaat

Een heldere probleemanalyse met aanknopingspunten voor beleid.

☐

Verzuimanalyse De Ruime Blik

Het verzuimbeleid staat op papier. De leidinggevenden hebben formeel in het verzuimbeleid de belangrijkste rol, maar niet iedereen weet dat. Zowel de leidinggevenden als de personeelsfunctionaris worden als eindverantwoordelijke bij verzuimbegeleiding en herplaatsing genoemd. De P&O-adviseurs zijn er wel bij betrokken, en nemen soms noodgedwongen taken van leidinggevenden over. Een aantal leidinggevenden pakt hun rol in het verzuimbeleid goed op. Anderen hebben er moeite mee, of de werknemers hebben er moeite mee. Over het algemeen zijn de leidinggevenden betrokken bij hun personeel, maar sommige leidinggevenden vinden het moeilijk om zakelijk met verzuim om te gaan. Vragen waar zij moeite mee hebben zijn bijvoorbeeld: vragen of het verzuim met het werk te maken heeft, vragen wanneer de werknemer verwacht weer aan het werk te kunnen, vragen naar medewerking bij tijdelijk vervangend werk, duidelijke afspraken maken wanneer werknemer en leidinggevende weer contact met elkaar opnemen. Sommige leidinggevenden zijn bang de privacy van mensen te schenden of vinden in hun hart verzuimbegeleiding eigenlijk niet een taak van een leidinggevende.

Met name het korte verzuim is enkele jaren geleden aangepakt. De invoering van verplichte verzuimgesprekken in het kader van de Wet verbetering poortwachter heeft zeker geleid tot een tijdelijke daling in de verzuimfrequentie. De aanpak van langdurig verzuim en reïntegratie krijgt tot nu toe nauwelijks aandacht.
Er zou volgens de gemaakte afspraken rechtstreeks contact moeten zijn over zieken tussen bedrijfsarts en leidinggevenden. In de praktijk gebeurt dit slechts bij enkele leidinggevenden, op ad-hocbasis en niet duidelijk genoeg. Omdat de bedrijfsarts in De Ruime Blik wekelijks een inloopspreekuur heeft, kunnen leidinggevenden haar bezoeken om over verzuimgevallen te praten. Maar dit gebeurt nauwelijks. Veel teamleiders blijken deze mogelijkheid niet te kennen.
In het verleden kregen alle leidinggevenden een verzuimtraining, maar door het verloop heeft nu een derde van de leidinggevenden deze training niet gehad en hebben de anderen ook na de introductie van de WVP geen opfristraining gehad.
Er is momenteel geen sociaal-medisch team (SMT). Het vorige hoofd P&O was er geen voorstander van om alle gevallen in een vergadering te bespreken. De projectgroep nu bemerkt dat het SMT ook gezien zou kunnen worden als coaching voor leidinggevenden; verschillende geïnterviewden geven aan daar behoefte aan te hebben. Ook in andere organisaties worden niet alle ziektegevallen noodzakelijkerwijs besproken in het SMT; er vindt vooraf meestal een selectie plaats.
Toch is het verzuimpercentage onder het branchegemiddelde duidelijk te verklaren. De instelling doet gemiddeld genomen wel moeite om werknemers bij ziekte zo snel mogelijk weer aan het werk te krijgen. Zo wordt er gebruik gemaakt van de voor de bewoners aanwezige busjes om werknemers die niet kunnen lopen of reizen thuis op te halen. Arbeidstherapie wordt veel ingezet. (Opgemerkt wordt dat wel gewaakt moet worden dat een werknemer dan zinnig werk te doen krijgt en niet alleen 'aanwezig zit te zijn'.) Ook betaalt de instelling soms behandeling/begeleiding door rugcentrum, psychotherapeut en maatschappelijk werk; dit wordt via de Arbo-dienst geregeld. Er werd geen REA-subsidie aangevraagd voor dergelijke maatregelen, toen dat nog mogelijk was. Er is geen intensivering van de verzuimbegeleiding bij de afdeling Psychogeriatrie, terwijl daar een door alle partijen erkend (langdurig) verzuimprobleem speelt. De cijfers ondersteunen dit beeld.
Een aantal jaar geleden is een aantal basale Arbo-punten aangepakt: overal hoog-laagbedden en drie tilliften per afdeling. Daarna is het Arbo-plan in de la verdwenen. Momenteel voldoet de instelling niet meer aan de wettelijke verplichtingen, want de RIE is dringend toe aan een 'update'.
De directeur is niet overtuigd van het nut van een Arbo-jaarplan en -verslag. Er wordt nu, volgens verschillende respondenten, weinig structureel aan Arbo-zaken gewerkt. Ook de budgetten zijn onduidelijk: volgens de directeur krijgen de leidinggevenden budgetten voor Arbo-zorg, maar volgens de leidinggevenden is dat niet het geval en mogen ze geld uit het personeelsbudget niet voor materiële zaken gebruiken. Realisatie van prioriteiten duurt soms lang. Er worden wel zaken

aangeschaft ter vermindering van de fysieke belasting, maar het personeel wordt daarbij niet geraadpleegd, zodat de oplossingen niet altijd optimaal zijn. Bij acties of veranderingen op Arbo-gebied worden ondernemingsraad, werknemers en bedrijfsarts in het algemeen weinig betrokken. De ondernemingsraad dwingt dat ook niet af. Een Arbo-onderdeel dat niet structureel lijkt te worden aangepakt is het tilbeleid. De instructie voor nieuwe werknemers door de fysiotherapeut wordt niet altijd gegeven.

De bedrijfsarts wenst het accent van de instelling te verleggen van verzuimbegeleiding naar -preventie. Maar voorstellen in deze richting werden afgedaan omdat er een commercieel oogmerk zou zijn – een probleem dat bij meer instellingen en bedrijfsartsen speelt.

De beschikbare WAO-cijfers blijken nog steeds niet volledig en betrouwbaar te zijn. P&O-adviseur Samira heeft geprobeerd de cijfers boven tafel te krijgen, door contact op te nemen met de financiële administratie en het UWV. Helaas zijn deze gegevens nog niet beschikbaar op het moment dat de projectgroep het plan van aanpak gaat opstellen. De projectgroep besluit dit punt dan maar op te nemen als actiepunt in het te maken plan van aanpak.

Stap 4. Doelen bepalen

Astrid, de externe adviseur, is ingehuurd voor extra ondersteuning bij het maken van keuzen in het nieuwe beleid. Inge weet dat Bert en de raad van bestuur ontzag hebben voor externe deskundigheid. Mits gedoseerd en op het juiste moment ingebracht, kan expertise van buitenaf een intern proces versnellen en keuzes legitimeren.

Astrid was al gevraagd de vragenlijst te leveren. Vervolgens woont ze de vergadering van de projectgroep bij als de doelen geformuleerd gaan worden. Zij geeft commentaar op de uitkomsten van de analyse. De volgende vragen komen nu in de projectgroep aan de orde:
- *Wat willen we?* Dat het verzuim weer daalt, vooral het langdurige verzuim. Dat ieder zijn verantwoordelijkheid neemt, we minder angstig omgaan met verzuim en beschikken over de juiste stuurinformatie.
- *Wat kunnen we bereiken?* Dat verzuim weer hoog op de agenda komt. We duidelijke informatie en spelregels geven, leidinggevenden ondersteunen in het nemen van hun verantwoordelijkheid, en weten waar de problemen zitten.
- *Wie is verantwoordelijk voor wat?* Wij allen. Maar de verantwoordelijkheden gaan we duidelijker onderscheiden en omschrijven. En daar gaan we elkaar op aanspreken.

- *Realiseren we wat we afspreken?* Wel als we een SMART-plan van aanpak maken, waarin we aangeven wie wat wanneer kan aanleveren. En als de directie ons hierin steunt.

Resultaat

Als de kernvragen beantwoord zijn, kunnen activiteiten worden gekozen om de doelen te verwezenlijken.

Stap 5. Maatregelen kiezen

Astrid verzorgt voor de projectgroep Verzuim een presentatie over mogelijke interventies en maatregelen (zie bijlage 1). Welke interventies zijn succesvol in welke situatie? Wat hebben andere zorginstellingen gedaan? Hiervoor refereert de adviseur onder andere aan een recent onderzoek in de zorgsector, dat verricht werd in opdracht van de Raad voor Werk en Inkomen (zie ook hfst. 1; RWI, 2004).

De volgende bijeenkomst zal de projectgroep het plan van aanpak op hoofdlijnen vaststellen. Arbo-adviseur Monique belooft hiervoor een eerste aanzet te maken.

Resultaat

Zicht op het repertoire aan maatregelen dat nodig is en dat kan worden genomen. Zodoende kunnen prioriteiten worden gesteld voor het plan van aanpak.

Plan van aanpak

Stap 6. Plan van aanpak opstellen

Na de beoordeling van de resultaten en groen licht van Inge, gaat de projectgroep Verzuim onder leiding van Monique daadwerkelijk aan de slag met het formuleren van nieuw beleid. Nu moeten er echt afspraken gemaakt worden! De verleiding is groot om achter de pc te gaan zitten en een goed doorwrocht en veelomvattend beleidsplan te schrijven. De externe adviseur en Inge maken echter duidelijk dat het zo meestal niet werkt. Ook in deze fase is communiceren nog steeds belangrijker dan formuleren. Daarom is het beter om een beknopt plan van aanpak te maken, dat gedragen wordt door alle partijen. In het plan van aanpak staan de belangrijkste punten uit de verzuimanalyse, de interventies die men wil doen om deze punten aan te pakken en wie wat wanneer doet om het plan uitgevoerd te krijgen. Het plan past in principe op twee A4-tjes.

    Na de analyse en presentatie van de adviseur is een enkele bijeenkomst van de projectgroep voldoende om de hoofdlijnen van de nieuwe plannen vast te stellen en om te beslissen wat daarover op papier moet komen. Bij deze bijeenkomst is behalve P&O-hoofd Inge ook bedrijfsarts Babette aanwezig. Wederom volgt er een uitspraak van het management; hiertoe heeft Inge een gesprek met directeur Bert. Deze legt het plan vervol-

Tabel 1

Raamwerk plan van aanpak

Probleem-veld	Activiteit/ interventies	Trekker	Wie werkt mee	Wat precies/ status	Wanneer gereed

gens ter informatie voor aan de ondernemingsraad. Inge zorgt dat het plan in het personeelsblad wordt besproken.

Het volgende raamwerk wordt gehanteerd om het plan van aanpak in te verwoorden.

☐

Voorwaarden uitvoering plan
- Is er een harde noodzaak aangetoond?
- Is er 'commitment' van directie en ondernemingsraad?
- Is er enthousiasme en betrokkenheid?
- Zijn de afspraken bëevestigd?
- Is samenwerking en communicatie geregeld (bijv. met de Arbo-dienst)?
- Hoeveel tijd hebben we nodig? Hoeveel tijd kost het? Hebben we die tijd?
- Wie is trekker van de activiteit?
- Is er basiskennis aanwezig? Zo niet: hoe komen we daar aan?
- Welke taakverdeling kiezen we?
- Welke deadlines hanteren we?

Bij het formuleren van de activiteiten moet de projectgroep rekening houden met een aantal voorwaarden. Deze voorwaarden dienen als een soort afvinkvragenlijstje. Dat maakt het gemakkelijk om de activiteiten verder in te vullen.

Verpleeghuis De Ruime Blik kiest het volgende plan van aanpak.
1. Betrokkenheid management aantonen. Maandelijkse rubriek in personeelsblad.
2. Stuurinformatie beschikbaar krijgen. Kosten-batensoftware aanschaffen en leidinggevenden trainen in het gebruiken ervan (cijfers op afdelingsniveau). Inventarisatie maken van alternatieve functies. Mobiliteitsmedewerker inhuren bij regionaal transferpunt.
3. Verzuimprotocol herzien en digitaliseren. Speciale aandacht voor langdurig verzuim. Protocol is gericht op individuele begeleiding. Tevens is er informatie opgenomen die ervoor zorgt dat verzuimbeleid gevolgd kan worden. Feedback is georganiseerd.
4. Alle leidinggevenden trainen in verzuimgesprekken en omgaan met protocol.
5. Dienstverlening met Arbo-dienst herzien. Bedrijfsarts krijgt adviseren-

Tabel 2

Plan van aanpak in schema

Probleemveld	Activiteit/interventies	Trekker	Wie werkt mee	Wat precies/status	Wanneer gereed	Kosten (tijd en geld)
Betrokkenheid management onbekend bij personeel	Interview met directeur in personeelsblad	Elise	Inge bespreekt het voor met Bert	Tekst van één A4 over visie Bert	5 september (deadline oktobernummer)	4 uur. Kosten n.v.t.
Stuurinformatie niet (voldoende) beschikbaar	Stuurinformatie verzamelen en systeem aanschaffen om informatie bij te houden	Samira	Financiële afdeling (hoofd)	Informatie op papier voor management. Systeem voor personeelsadministratie gekoppeld aan financiële informatie		32 uur. Kosten PM
Verzuimprotocol niet voldoende	Updaten oude versie. Bekijken verzuimgidsen van andere instellingen. Toevoegen schema over verantwoordelijkheden. Paragrafen over gewenste omgangsvormen en geslaagde voorbeelden	Edith	Inge, Monique	Nieuwe verzuim- en reïntegratiegids op papier (handzaam formaat) en op intranet beschikbaar voor leidinggevenden. Beknopte brochure voor personeelsleden		40 uur. Kosten nieuw handboek en brochure: 8000 euro
Vaardigheden en kennis ontbreken bij leidinggevenden	Trainingsconcept maken. Trainingsbureau selecteren. Organisatie trainingen	Inge	Monique, Danielle, Teun	Alle leidinggevenden binnen een jaar getraind, ten minste tweemaal een halve dag		Tijd: onbekend. Kosten: 450 euro/leidinggevende

Plan van aanpak

Probleemveld	Activiteit/interventies	Trekker	Wie werkt mee	Wat precies/status	Wanneer gereed	Kosten (tijd en geld)
Dienstverlening Arbo-dienst niet (meer) op maat	In projectgroep gespreksonderwerpen vaststellen en scenario's voorbereiden. Gesprek met accountmanager en bedrijfsarts van de Arbo-dienst	Inge	Babette	Nieuwe afspraken vastgelegd met Arbo-dienst		Voorbereiding 3 dagen. Kosten nieuwe overeenkomst: PM
Leidinggevenden worden niet aangesproken op verzuimbegeleiding	Taken inzake verzuim in POP opnemen, in functioneringsgesprekken aankaarten	Inge	P&O-adviseurs, Daniëlle, Teun en andere afdelingshoofden	Expliciete taakomschrijving en ondersteuningsmogelijkheden op papier en gecommuniceerd		Voorbereiding 2 dagen. Kosten n.v.t.
Verzuimcultuur niet goed bespreekbaar	Organiseren managementconferentie voor leidinggevenden over verzuimcultuur. Trainer uitnodigen. Resultaten weergeven in personeelsblad	Monique met Danielle	Leidinggevenden	Meer openheid over verzuim en de oorzaken daarbij. Gewenste situatie geschetst en op papier		Voorbereiding 2 dagen. Kosten expert: 4000 euro

de rol. Direct leidinggevenden krijgen de regie. Arbo-verpleegkundige en personeelsadviseur bewaken proces en administratie. SMT bouwt bestand met cases op en vergadert over beleidsdoelen. Eventueel als 'pilot' in één afdeling beginnen.
6. Leidinggevenden worden aangesproken op hun verzuimbegeleiding (in Persoonlijke Ontwikkelings Plannen (POP's) en functioneringsgesprekken) en krijgen hiertoe supervisie/intervisie/coaching aangeboden.
7. Bedrijfscultuur en de invloed daarvan op verzuim, wordt het onderwerp van een managementconferentie voor alle leidinggevenden.

Schematisch weergegeven ziet dat er uit als in tabel 2.

Resultaat

Een kort, concreet en realistisch plan van aanpak waar betrokkenen elkaar op kunnen aanspreken.

Implementeren

Stap 7. Plan van aanpak implementeren

Implementeren kun je leren. Het is een proces van leren, vallen, opstaan en veel afstemmen. We volgen de projectgroepleden in De Ruime Blik bij de implementatie van de onderdelen uit hun plan van aanpak.

Betrokkenheid management tonen, maandelijkse rubriek in personeelsblad

Dit onderdeel lijkt het gemakkelijkst te realiseren, en daarom laat de projectgroep het maar even liggen totdat er meer duidelijkheid is over de nieuwe spelregels. Helaas is dit een bekende valkuil: wachten tot er echt nieuws te melden valt. Dit betekent automatisch het verslappen van aandacht. Naar communicatieaanleidingen moet gericht worden gezocht.

Als er na driekwart jaar een nieuwe personeelsadviseur in dienst komt en deze, na lezing van het plan van aanpak, vraagt hoe het met de communicatie zit, realiseert Monique zich dat er na een interview met Bert en wat informatie over het plan van aanpak, aan verzuim geen aandacht meer is besteed in het personeelsblad. Ook op de eigen website is er geen informatie te vinden over het project Verzuim. Pr-medewerker Elise meende dat het initiatief bij de P&O-afdeling lag en ondernam zelf geen actie.

Er moet dus met spoed gewerkt worden aan deze activiteit. Inge geeft Elise daarom expliciet opdracht een eenvoudig communicatieplan te maken, volgens het raamwerk dat ook voor het plan van aanpak is gehanteerd. Elise wordt nu dus 'probleemhouder' voor dit onderdeel van het plan van aanpak. Maandelijks wordt een thema uitgezocht om over te schrijven. Elise stelt de volgende thema's voor:
- succesvolle reïntegratieverhalen van enkele medewerkers;
- interview met twee leidinggevenden over hun visie op verzuimbegeleiding;
- interview met de bedrijfsarts over haar rol (en die van anderen);
- rubriek over de kosten en baten van verzuim, met indicatieve cijfers en de visie van het hoofd Financiën hierop;

- per kwartaal enkele diagrammen met verzuimcijfers van Vernet (per afdeling en in vergelijking met de branche).

Daarnaast wordt Elise betrokken bij het vervaardigen van de nieuwe verzuim- en reïntegratiegids (punt 3 van het plan van aanpak) en een beknopte brochure daarover voor het personeel.

Stuurinformatie beschikbaar krijgen

In het plan van aanpak staat dat de projectgroep software wil aanschaffen om stuurinformatie beschikbaar te krijgen. Tevens moeten leidinggevenden worden getraind in het gebruik ervan (cijfers op afdelingsniveau). Als stuurinformatie vindt de projectgroep ook een overzicht van herplaatsingsmogelijkheden interessant. Daarom is een inventarisatie gewenst van alternatieve functies. Daartoe zal een mobiliteitsmedewerker worden ingehuurd van een regionaal transferpunt.

Kortom: de projectgroep wil veel tegelijk. Samira, de personeelsadviseur die dit onderwerp gaat trekken, weet aanvankelijk niet hoe zij dit moet aanpakken. Ze heeft alleen een lijstje van de externe adviseur met relevante gegevens, maar hier staan meer vraagtekens op dan concrete cijfers. Vanwege drukte en doordat ze op zoek is naar een baan dichter bij haar woonplaats, laat zij deze klus enkele maanden liggen. Ze polst wel het hoofd van de financiële afdeling voor een afspraak. Maar deze stelt allerlei vragen aan haar die ze niet kan beantwoorden, waardoor de afspraak op de lange baan wordt geschoven. Als Inge dit hoort, stelt ze voor deze taak aan Monique over te dragen.

Inmiddels is het drie maanden later. Samira maakt bekend dat ze een andere baan heeft gevonden en het duurt even voordat er een opvolger is. Ze draagt de verzamelde gegevens over aan Monique, die zich voor hetzelfde dilemma geplaatst ziet: 'Waar te beginnen? Waarom doen we dit eigenlijk?' De verzuimcijfers op orde brengen is niet zo'n probleem, want ze houdt de Vernet-cijfers al bij en krijgt nu ook de cijfers van de Arbodienst frequent binnen. Maar daarmee is ze er niet. De cijfers zijn weinig specifiek en WAO-cijfers zijn incompleet. En over kosten en baten is al helemaal geen informatie voorhanden.

Monique besluit een studiedag te bezoeken over kosten en baten van verzuim. Dit stimuleert enorm. Ze hoort deskundigen en spreekt collega-Arbo-adviseurs die haar onder andere wijzen op software waarmee stuurinformatie en arbeidsongeschiktheidscijfers kunnen worden bijgehouden. Ze kijkt nu met andere ogen naar het handboek van PGGM over stuurinformatie (PGGM, 2002), dat al maanden ongelezen op haar bureau ligt. Tevens vindt ze websites met kosten-bateninstrumenten (bijv. www.uwv.nl voor de Pembawijzer; www.verzuimalert.nl voor een verzuimkostenanalyse; de 'disability management'-spiegel op www.werkendperspectief.nl).

Aan de hand van meegebrachte cijfers – het huiswerk voor de studiedag – maakt ze tijdens een workshop drie scenario's voor indicatieve verzuimkosten van De Ruime Blik. Ten eerste een scenario waarin het verzuim en de (geschatte) WAO-instroom zijn zoals ze zijn, vervolgens een scenario waarin het verzuim en de WAO-instroom stijgen, en ten slotte een scenario waarin het verzuim gedaald is, er minder WAO'ers instromen en er zelfs enkele mensen uit de WAO worden aangetrokken. Ze krijgt een voorbeeld onder ogen van een andere zorginstelling, waarbij deze scenario's op dezelfde manier zijn uitgewerkt (Piek en Reijenga, 2004, p. 30-32). In haar modellen lopen de kosten honderdduizenden euro's uiteen; ze realiseert zich nu pas wat met name de WAO kost. Ze begrijpt nu ook waarom de externe adviseur bij het plan van aanpak zo heeft aangedrongen op aandacht voor langdurig verzuim, in plaats van te focussen op verzuimmeldingen.

☐

Studiedag kosten en baten van verzuim
Het berekenen van de kosten en mogelijke baten van Arbo-, verzuim- en reïntegratiebeleid is altijd een lastig punt voor organisaties. Het management van ieder bedrijf is – terecht – geïnteresseerd in de financiële cijfers van ieder beleidsonderdeel. Om een nieuw beleidsterrein te kunnen ontwikkelen moet het management overtuigd zijn van de financiële meerwaarde ervan. Maar daadwerkelijk sturen op cijfers is niet zo vanzelfsprekend als het vragen naar het kostenplaatje. Niet alleen moeten de juiste cijfers worden vergaard, het gaat ook om het ondernemen van de juiste interventies om de cijfers positief te beïnvloeden. En ten slotte moet aangetoond worden dat die interventies ook zullen leiden tot een betere balans tussen kosten en baten. Maar deze exercitie is wel de moeite waard. Een aantal koploperbedrijven dat bewust investeert in verzuim- en reïntegratiebeleid noemt de financiële drijfveer als een van de belangrijkste.
Kosten-batenberekeningen worden gebaseerd op verzuim- en arbeidsongeschiktheidscijfers op individueel, bedrijfs- en brancheniveau en op het wettelijk financieel instrumentarium, en dienen over een aantal jaren gemaakt te worden. Verzuimkosten moeten sinds 2004 voor werkgevers worden meegewogen voor twee jaar, terwijl arbeidsongeschiktheidscijfers over een periode van vijf jaar

moeten worden berekend. Geen gemakkelijke opgave, gezien de complexiteit van en frequente veranderingen in de regelgeving inzake sociale zekerheid, en het feit dat uitvoeringsinstantie UWV en Arbo-dienst eveneens cijfers van bedrijven bijhouden.
Om zelf een kostenberekening te maken, moeten de relevante cijfers binnen de instelling beschikbaar komen. Dat vergt vaak enig opstartwerk en soms een aanpassing van de bestaande systematiek voor managementinformatie. Zo is het wenselijk om de salaris- en personeelsadministratie te koppelen aan de verzuimadministratie, en aan de administratie die voor het UWV noodzakelijk is.
Relevante gegevens (over de voorgaande vijf jaar), die bijgehouden dienen te worden, zijn de volgende.
In euro's uit te drukken:
- gemiddelde loonsom;
- basis-WAO-premie;
- gedifferentieerde WAO-premie;
- mogelijke kortingen of opslag op WAO-premie;
- productiviteitsverliezen of vervangingskosten;
- kosten van reïntegratiebegeleiding en werkaanpassingen;
- te ontvangen vergoedingen en subsidies;
- kosten voor ontslag, vervanging of werving indien niet wordt gereïntegreerd.

In percentages uit te drukken zijn:
- verzuim van het afgelopen jaar (excl. zwangerschap);
- aantal verzuimgevallen (percentage personeel);
- aandeel kort verzuim (minder dan zes weken);
- aandeel verzuim zes tot dertien weken;
- aandeel verzuim dertien tot 52 weken;
- aandeel verzuim langer dan één jaar en korter dan twee jaar;
- WAO-percentage;
- werknemers in dienst met een arbeidshandicap/gezondheidsklachten;
- aantal succesvolle reïntegraties in het afgelopen jaar (inclusief ex. WAO'ers in dienst gekomen);
- aantal WAO-instromers in het afgelopen jaar;
- aantal gemaakte reïntegratieplannen.

Bovengenoemde cijfers kunnen het beste over een aantal jaren verzameld en vergeleken worden. Maar verzamelen alleen is niet genoeg, want er moet wel iets met de cijfers gebeuren. De organisatie kan beleidsdoelen en prioriteiten formuleren op basis van deze cijfers. De informatie biedt mogelijkheden voor het monitoren en evalueren van beleidsinspanningen. Werknemers kunnen ermee worden geïnformeerd en leidinggevenden kunnen ermee worden aangesproken op hun inspanningen en verantwoordelijkheid.

Naast de kosten en baten die uit te drukken zijn in geld en percentages, is er nog een categorie effecten van beleidsmaatregelen, die niet zo eenvoudig in een kosten-batenanalyse te vangen zijn. Deze effecten kunnen echter wel een belangrijke drijfveer zijn om nieuw beleid in gang te zetten. Dit zijn bijvoorbeeld immateriële inspanningen en opbrengsten, zoals de gezondheid en motivatie van werknemers, prestaties, arbeidsparticipatie en flexibiliteit (bijv. is het werk door meerdere groepen werknemers te doen?) en algemene waarden en normen. Het is dan ook aan te raden om nooit alleen een kosten-batenanalyse te doen, zonder immateriële effecten in te schatten en te laten meewegen bij beleidsbeslissingen. Als er met scenario's gewerkt wordt, is het goed om een aantal van deze effecten te benoemen voor ieder scenario.

Sturen op cijfers heeft kort gezegd de volgende voordelen:
- inzicht in WAO-lasten en -lusten;
- inzicht in kosten (en kansen) van verzuim en reïntegratie per unit/afdeling;
- inzicht in kosten per geval (belangrijk voor de beslissing wel of niet reïntegreren);
- proactief inzicht in aard en omvang van verzuimoorzaken;
- meetbare beleidsinspanningen zijn effectiever.

De laatste boodschap die op de studiedag wordt uitgedragen is: nog belangrijker dan de kosten en baten van verzuim zelf, is de communicatie erover. Praat erover, met het management, met leidinggevenden en werknemers. Zo er al vrijblijvend wordt gedacht over arbeidsongeschiktheid, dan wordt dit minder gemakkelijk als duidelijk is wat de kosten ervan zijn.

Gesterkt door de informatie van de studiedag gaat Monique samen met het hoofd Financiën aan de slag om de gewenste gegevens te verzamelen. Samen met Inge presenteren ze dit aan Bert en de raad van bestuur. Ze laten ook de drie scenario's zien. De raad van bestuur is onder de indruk van het verrichte werk en van de cijfers. Inge krijgt de opdracht en de financiële toezegging om software aan te schaffen om deze stuurinformatie toegankelijk te maken en up-to-date te houden. Ook worden er afspraken gemaakt met het UWV voor een juiste kennisoverdracht en communicatie over de cijfers. Afgesproken wordt om in de training voor leidinggevenden aandacht te besteden aan deze cijfers. Het Verzuim-project loopt inmiddels negen maanden.

Monique vraagt de nieuwe P&O-adviseur Hettie om een voorstel

☐

Resultaten trainingsdag

Aanwezig:
- Jos (externe coach);
- Daniëlle (afdelingsmanager);
- Vijf leidinggevenden.

Doelen van deze dag:
- oefenen in verzuimgesprekken (rollenspel);
- feedback geven op elkaars stijl van leiding geven;
- inzicht verkrijgen in oorzaken van verzuim en beïnvloedingsmogelijkheden daarbij;
- belang van informatie over werknemers;
- formuleren van uitgangspunten voor verzuimbeleid.

Ten eerste wordt een ordening gemaakt van verzuimoorzaken (feitelijke kennis), en worden feiten en fictie onderscheiden. Vervolgens ontstaat er een discussie over de mate waarin de oorzaak of de lengte van het verzuim beïnvloed kan worden. Dit levert nieuwe inzichten op. De beïnvloedingsmogelijkheden – zeker om de omvang van het verzuim te beperken – zijn groter dan men vaak denkt. Psychische klachten met een oorzaak in de privé-situatie hoeven bijvoorbeeld niet te betekenen dat iemand niet (in deeltijd of volledig) kan werken. En problemen met collega's of een vervelend weekend achter de rug hebben, zijn geen redenen voor ziekmelding, maar wel voor een goed gesprek of – als de planning het toelaat – het opnemen van een vrije dag.

Het oefenen in verzuimgesprekken levert onder andere het volgende op. Ten eerste inzicht in het 'repertoire'. Door te observeren hoe collega-leidinggevenden het aanpakken ziet men dat er verschillende manieren zijn om een verzuimgesprek te voeren. De een is bijvoorbeeld heel empathisch, de ander juist wantrouwend. Een derde is zakelijk en maakt snel een afspraak zodra de persoon weer op het werk verschijnt of contact opneemt. Ieder heeft (bewust of onbewust) een vaste stijl van gespreksvoering. In een oefensituatie kan je experimenteren met stijlen; als je het eens anders aanpakt, kan de uitkomst anders zijn. Ook het zelf spelen van de rol van zieke werknemer blijkt verrassend. Men realiseert zich dat de primaire reactie van de leidinggevende doorwerkt in het verdere gesprek. Voelt een werknemer zich gerespecteerd en begrepen? Of is er zoveel empathie dat de werknemer denkt dat een dagje langer thuisblijven geen enkel probleem is?

Het is goed om te weten dat bij een mogelijke problematische verzuimmelding (bijv. onterecht, bij vage klachten, bij summiere en tegenstrijdige informatie) niet meteen een standpunt hoeft te worden bepaald. Het maken van een duidelijke afspraak op korte termijn om deze verzuimmelding nader te bespreken is op dat moment voldoende. De oefening laat zien dat je invloed groter is dan de meeste leidinggevenden denken. En dat snel bellen en duidelijke afspraken maken over vervolgcontact essentieel is.

Wat door de oefeningen ook duidelijk wordt, is het gegeven dat je de ene werknemer anders bejegent dan de ander. Dat is in principe niet verkeerd, maar het is goed om je er bewust van te zijn en bij jezelf of een collega-leidinggevende na te gaan of je houding adequaat is of niet.

Ten slotte wordt in de gespreksoefening gevraagd onderscheid te maken tussen waarnemen, voelen en vinden. Door hiermee te oefenen (en elkaar feedback te geven) merken de gespreksvoerders dat ze alerter en objectiever kunnen zijn. Deze manier van kijken geeft hen tevens meer zekerheid. Sowieso maakt de oefening duidelijk dat men zich regelmatig onzeker voelt over gevoerde verzuimgesprekken. Het erkennen hiervan versterkt het gevoel van gemeenschappelijkheid bij de leidinggevenden. De voordelen van feedback vragen bij elkaar, worden duidelijk geïllustreerd.

Er wordt stilgestaan bij de achtergrondsituatie van veel werkneemsters. Sommigen hebben privé-problemen of chronische gezondheidsklachten, anderen hebben moeite met samenwerken. De leidinggevenden realiseren zich dat het belangrijk kan zijn om je te verdiepen in de achtergrond van iedere werknemer. Dat maakt dat je de mogelijkheden en onmogelijkheden van werknemers beter kunt inschatten. Bij verzuim wordt gewezen op de eigen verantwoordelijkheden en de verantwoordelijkheden richting collega's en leidinggevenden.

De belangrijkste conclusie over deze trainingsdag is, in de woorden van de leidinggevenden, dat verzuimbegeleiding op de afdeling tussen leidinggevenden nu bespreekbaar is. Je kunt elkaar erop aanspreken en overleggen; gezamenlijk wordt naar oplossingen gezocht. Er is een drempel weggenomen.

De trainingsdag wordt afgesloten met het bespreken van de beleidsdoelen die voor de hele instelling van belang zijn. Dit levert de volgende doelen op:
- verder onderbouwen en verbeteren van het verzuimprotocol;
- medewerkers beter informeren over het verzuimbeleid;
- administratief beter verwerken van verzuimgegevens (eigen dossiervorming);
- zelf stuurinformatie bijhouden;
- elkaar feedback geven over de omgangsvormen ten aanzien van verzuim.

Na deze succesvolle pilottraining wordt er door Monique en Daniëlle een opzet gemaakt voor de training voor alle leidinggevenden in de instelling. Omdat men afhankelijk is van de nieuwe versie van de verzuim- en reïntegratiegids met de nieuwe 'spelregels', moet daarop worden gewacht. Voor deze is goedgekeurd door de directie, verstrijken er vier maanden. Maar dat geeft genoeg tijd om een goed bureau voor verzuimtrainingen te zoeken, de leidinggevenden te informeren over mogelijke trainingsdata en het werk zo te plannen dat er steeds een groepje leidinggevenden gemist kan worden. In de feitelijke training staan de nieuwe spelregels centraal en wordt er geoefend in telefonische en persoonlijke verzuimgesprekken.

Tien maanden na de start van het project gaat de eerste training van start.

☐

Opzet training

Er wordt een onderscheid gemaakt tussen leidinggevenden die al langer in dienst zijn, en de WVP-bijeenkomst drie jaar geleden bijwoonden, en leidinggevenden die later zijn aangesteld. De eerste groep krijgt een training van tweemaal een halve dag (binnen twee weken), de tweede groep krijgt een training van eenmaal een hele dag en daarnaast een halve dag (binnen drie weken). Het verschil zit in extra uitleg over de achtergronden van het verzuimbeleid, in het werken met het stroomschema en in extra oefening in verzuimgesprekken. De training wordt in eigen huis gegeven door een externe trainer, samen met een PGO-adviseur uit de eigen organisatie. De Arbo-dienst ondersteunt met informatie.

De training omvat de volgende onderdelen.
- Videopresentatie van enkele verzuimgesprekken. Hoe gaat het? Herkennen we dit? Wat gaat er mis?
- Inzicht verkrijgen in oorzaken van verzuim en beïnvloedingsmogelijkheden daarbij (toegespitst op de eigen instelling).
- Inzicht in de sociale kaart van verzuim en reïntegratie.
- Belang van informatie over de werknemers (vertrouwen versus privacy).
- Spelregels uit de nieuwe verzuim- en reïntegratiegids. Wie doet wat en waarom?
- Wat verandert er ten opzichte van vroeger?
- Invulling geven aan de rol van leidinggevende: mogelijkheden en valkuilen. Uitspreken van behoeften aan informatie, ondersteuning en feedback.
- Oefenen in telefonische en persoonlijke verzuim- en terugkeergesprekken. Ontwikkelen van besef dat er verschillende stijlen zijn.
- Kennismaking met stuurinformatie. Waar is welke informatie te vinden? Hoe bouw je een dossier op? Welke werkaanpassingen zijn er mogelijk? Inzicht in kostenafweging.
- Hoe zorgen we er met elkaar voor dat we erover blijven communiceren?

De training wordt afgesloten met het door de deelnemers zelf benoemen van winstpunten voor leidinggevenden als ze de regie in handen hebben. Genoemd wordt onder andere:
- zelf mogen regelen maakt het werk uitdagender;
- actieve ondersteuning van P&O en Arbo-dienst kan helpen;
- opfriscursus met vaardigheidstraining en repertoirevergroting;
- handelingsverlegenheid wordt overwonnen;
- investeren in relatie met werknemers loont: het bevordert werksfeer en samenwerking;
- tegengaan werkdruk en vervangingsproblemen;
- vergroten inzicht in competenties werknemers;
- zelf kosten helpen besparen.

De resultaten van de training worden al snel duidelijk. De leidinggevenden zijn enthousiast over hoe zij hun handelingsverlegenheid bij verzuimgesprekken hebben kunnen omzetten in een meer doortastende stijl. Ze voelen zich gesteund door het nieuwe protocol, vooral bij problematisch verzuim. Volgens de Arbo-dienst daalt het verzuim meteen bij de afdelingen met getrainde leidinggevenden.

Er komen echter ook berichten van werknemers en leidinggevenden die problemen hebben met de nieuwe aanpak. Sommige werknemers klagen dat ze onder druk gezet worden terwijl ze ziek zijn. Leidinggevenden melden dat er meer ziekmeldingen komen vanwege fysieke klachten. Er komen een paar latente arbeidsconflicten naar boven, en daar is men niet blij mee. De bedrijfsarts oppert dat er sprake kan zijn van een somatisatie van klachten, omdat het bespreekbaar maken van problemen in de privé-sfeer, de mentale belasting of een problematische werksfeer nog steeds taboe zijn. Een aantal reïntegratietrajecten lijkt ineens te verslechteren. Heeft een leidinggevende te veel druk uitgeoefend en is het vertrouwen geschaad? Of was er al eerder sprake van een heilloze weg en is er een realistischer beeld ontstaan op de mogelijkheden en onmogelijkheden van een specifieke herplaatsing?

De projectgroep constateert, na de eerste schrik over deze geluiden, dat weerstand bij veranderingen hoort. En dat veranderingen ook verborgen problemen aan het licht kunnen brengen, doordat pijnlijke situaties niet meer uit de weg gegaan worden. Wel besluiten de P&O-adviseurs nog meer de vinger aan de pols te houden, om zeker te weten dat er zorgvuldig wordt begeleid en dat de leidinggevenden in het enthousiasme over de nieuwe, meer zakelijke aanpak niet doorschieten.

Een ander aspect dat bij de evaluatie van de eerste trainingen naar voren komt, zijn de competenties van de leidinggevenden. De vraag wordt opgeworpen welke competenties leidinggevenden eigenlijk zouden moeten hebben, om de verzuimbegeleiding goed te kunnen doen, volgens de in dit project ontwikkelde lijnen. Met daaraan gekoppeld de vraag naar de ontwikkelingsmogelijkheden om deze competenties te verkrijgen. Als speerpunt binnen het personeelsbeleid voor het komend jaar benoemt Inge mede daarom de competentieontwikkeling van leidinggevenden, met daaraan gekoppeld persoonlijke-ontwikkelingsplannen. Zij maakt – naar aanleiding van een gesprek daarover in de projectgroep Verzuim – het volgende lijstje van gewenste competenties voor leidinggevenden bij verzuimbegeleiding:
- communicatief vermogen;
- delegerend vermogen;
- beïnvloedingsvermogen;
- organiserend vermogen.

Zij baseert zich hierbij mede op de literatuur van Van der Bijl en Pool, 2002 en Bosselaar e.a., 2005.

Dienstverlening Arbo-dienst herzien

Als gevolg van het zwaardere accent op de rol van de leidinggevenden, zal verpleeghuis De Ruime Blik de rol van de Arbo-dienst, en in het bijzonder die van de bedrijfsarts, herzien. Dat past ook bij de wijzigingen in de landelijke regelgeving ten aanzien van de Arbo-dienstverlening (de Arbo-dienst is er zelf ook voorstander van). Het volgende zal veranderen.
- De bedrijfsarts zal iets meer naar de achtergrond treden en meer adviserend worden. Wel blijft het inloopspreekuur gehandhaafd. Dat is nadrukkelijk bedoeld voor leidinggevenden die advies willen over de verzuimbegeleiding bij hun werknemers.
- De Arbo-coördinator en Arbo-assistent (nu in dienst van de instelling zelf) bewaken het proces en de verzuimadministratie.
- Het sociaal-medisch team wordt weer ingevoerd. Als een leidinggevende een verzuimende werknemer heeft (waarbij sprake is van complicerende factoren of van verzuim langer dan drie weken) neemt de leidinggevende deel aan het SMT. In het SMT wordt een bestand van cases opgebouwd en wordt elk kwartaal gesproken over beleidsdoelen en voortgang.

De nieuwe afspraken hebben consequenties voor het contract met de Arbodienst; dit zal worden herzien. Het huidige contract loopt binnen de projectperiode af, zodat deze punten meegenomen worden in het reguliere overleg met de Arbo-dienst.

Leidinggevenden aanspreken op verzuimbegeleiding

In het overleg van de P&O-afdeling maken de betrokkenen bij het project Verzuim de verantwoordelijkheden van de leidinggevenden expliciet. Een eerste opzet wordt voorgelegd en gecorrigeerd door de betrokken afdelingsmanagers en teamleiders. Een halfjaar na het begin van het project is deze activiteit uitgevoerd.

☐

Verantwoordelijkheid leidinggevende uit de lijn
De verantwoordelijkheid van de leidinggevende uit de lijn houdt het volgende in:
• verantwoordelijkheid voor het inzetbaar zijn en houden van het personeel;
• verantwoordelijk voor vervanging bij ziekte;
• verantwoordelijkheid voor verzuim- en reïntegratiebegeleiding van zieke en gedeeltelijk arbeidsgeschikte werknemers binnen team/afdeling;
• verantwoordelijkheid voor informatie aan collega's over ziekmelding en vervanging;
• verantwoording afleggen aan het (midden)management over alle reïntegratieinspanningen om mensen weer goed te kunnen inzetten;
• continue aandacht voor verzuim, onder andere door verzuim in het werkoverleg aan te kaarten.

De verantwoordelijkheid is niet overdraagbaar, maar er kan wel advies worden ingewonnen bij de P&O-adviseur en deskundigen van de Arbo-dienst. Maar de verantwoordelijkheid blijft bij de leidinggevende zelf. Deze verantwoordelijkheden worden opgenomen in de functieomschrijving van iedere leidinggevende (deze wordt daartoe aangepast).

Omdat de leidinggevenden die meehelpen aan deze activiteit aandringen op goede ondersteuning van leidinggevenden, worden er voorwaarden geformuleerd waarbinnen die verantwoordelijkheid wordt opgepakt.

☐

Voorwaarden uitvoering verantwoordelijkheid
- De 'span of control' van een leidinggevende mag niet te groot worden. Er moet voldoende contactgelegenheid met medewerkers zijn, en zicht op taak, werkplek en functioneren van medewerkers. Als maximum geldt vijftien werknemers.
- Er dient snel en geregeld contact onderhouden te worden met zieke werknemers, om hen weer zo snel en goed mogelijk te laten terugkeren in het werk. Dit moet geleidelijk aan vanzelfsprekend worden.
- De leidinggevende kan niet 'leunen' op de Arbo-dienst of de PGO-afdeling. Deze adviseren slechts en faciliteren in de begeleiding van werknemers. De leidinggevende onderhoudt dus zelf ook contacten met Arbo-dienst en werknemer, en is betrokken bij het sociaal-medisch team als het de medewerker aangaat.
- De leidinggevende dient te beschikken over voldoende managementinformatie en de vaardigheden om deze te bespreken met de medewerkers. De direct leidinggevende heeft dus overzicht over verzuimcijfers van medewerkers en bespreekt deze met de betrokkenen.
- De kennis en vaardigheden betreffende verzuim- en reïntegratiebegeleiding van leidinggevenden moeten geregeld worden opgefrist.
- Leidinggevenden hebben feedback nodig over de wijze waarop zij uitvoering geven aan hun eindverantwoordelijkheid. Dit kan in de vorm van intervisie (met collega-leidinggevenden), coaching (van PGO-adviseurs) of supervisie (met een externe supervisor). In het functioneringsgesprek wordt bekeken welke ondersteuning gewenst is.

Bespreekbaar maken van bedrijfscultuur en de invloed daarvan op verzuim

Praktijk en literatuur (Petersen e.a., 2004; Piek en Reijenga, 2004) wijzen uit dat de omgangsvormen in organisaties vaak belemmerend zijn voor de inzetbaarheid van werknemers met gezondheidsklachten. En dan hebben we het niet alleen over de stijl van leiding geven. In sommige organisaties is het 'makkelijker' om te verzuimen dan in andere; we noemen dat dan een verzuimcultuur. Aan de andere kant is er in sommige organisaties weinig respect voor mensen met gezondheidsklachten. We spreken dan over een 'no nonsense'- of harde-werkerscultuur. Geen van beide culturen zijn bevorderend voor succesvol verzuimbeleid.

De beeldvorming in onze maatschappij speelt een belangrijke rol in de manier waarop wij omgaan met gezondheid en zieke collega's in het algemeen en collega's met een arbeidshandicap in het bijzonder. Ook hier zien we weer dat er uitzonderingen zijn. De in hoofdstuk 1 genoemde koploperbedrijven en -instellingen excelleren in een cultuur die open en respectvol is ten aanzien van werknemers met mogelijke gezondheidsklachten (Bosselaar en Reijenga, 2000; Bosselaar e.a., 2005).

☐

Respect voor elkaar
- Alle werknemers zijn even belangrijk.
- De mogelijkheden van de werknemers zijn belangrijker dan hun beperkingen.
- Er is een persoonlijke benadering en betrokkenheid bij het welzijn van de werknemers.
- Er is vertrouwen en openheid tussen leidinggevenden en werknemers.
- Gezondheid is een wezenlijk en vanzelfsprekend onderdeel van sociaal beleid.
- Er is geen strikte scheidslijn tussen werk en privé.
- Het zelfregulerend vermogen van de organisatie is groot. De regie over verzuim en reïntegratie houdt men in eigen hand.
- De organisatie trekt voor bovengenoemde principes tijd, geld en menskracht uit.

Niet iedere instelling is het gegeven om te excelleren in omgangsvormen en verzuimbegeleiding. Maar het kan wel zinvol zijn om kennis te nemen van bevorderende en belemmerende omgangsvormen inzake verzuim en reïntegratie. Want als omgangsvormen expliciet en bespreekbaar zijn, is het in principe ook mogelijk om ze veranderbaar te maken.

De projectgroep van verpleeghuis De Ruime Blik weet het eerste halfjaar van het project nog niet goed wat met dit punt aan te moeten. Pas als de pilottraining heeft plaatsgevonden met de leidinggevenden van de afdeling van Daniëlle, heeft de projectgroep concrete aanknopingspunten voor het aankaarten van cultuurvraagstukken. Maar het is wel een onderwerp dat koudwatervrees geeft. Ze spreken af het een en ander voor te bereiden en in de projectgroep te brainstormen over wensen en mogelijkheden.

De projectgroep van De Ruime Blik heeft via de site van de Commissie Het Werkend Perspectief (www.werkendperspectief.nl) kennis genomen van een aantal interventies die helpen om de omgangsvormen te veranderen. De volgende punten lijken van toepassing op De Ruime Blik.
- *Optimale inzetbaarheid.* De methode van optimale inzetbaarheid is een leerwerktraject voor leidinggevenden om de inzetbaarheid en het welbevin-

den van medewerkers te verbeteren. Deze methode is in 1999 ontwikkeld door organisatieadviesbureau Berenschot in opdracht van de Nederlandse Commissie voor Chronisch Zieken (de voorloper van de Commissie Het Werkend Perspectief). TNO Arbeid heeft de methode uitgetest en geactualiseerd, en biedt deze aan geïnteresseerde klanten aan (zie www.arbeid.tno.nl). De methode omvat een leertraject van vier dagen, verdeeld over een periode van drie maanden voor leidinggevenden in een organisatie. De precieze vorm van het traject wordt toegesneden op de behoeften van de deelnemende organisatie. Leidinggevenden worden gemotiveerd, geïnstrueerd en van instrumenten voorzien. Deze passen zij toe in gesprekken met medewerkers. Tijdens terugkomdagen wisselen ze ervaringen uit en krijgen zij feedback van de trainer. De aanpak is specifiek gericht op omgangsvormen en helpt leidinggevenden om hun medewerkers productief, gezond en gemotiveerd hun werk te laten doen.

- *Leidraad Preventie en leidraad Begeleiding bij psychische arbeidsongeschiktheid.* Door de commissie-Donner is in 2001 de Leidraad Preventie ontwikkeld, vooral om vraagstukken over problematisch verzuim bij psychische klachten op te lossen. Op zich is het geen interventie die bedoeld is om omgangsvormen bloot te leggen, maar de leidraad bevat spelregels die behulpzaam zijn voor het terugdringen van verzuim. De spelregels zijn overigens ook relevant voor werknemers met andere gezondheidsklachten. (Zie www.werkendperspectief.nl, voor complete leidraad en een verkort stappenplan.) In de leidraad wordt door de professional (vaak de bedrijfsarts), werkgever en werknemer samengewerkt aan een spoedige terugkeer op het werk bij psychische klachten. Essentieel hierbij is een uitgewerkt stappenplan. (Zie www.psychischearbeidsongeschiktheid.nl voor een vereenvoudigde leidraad.)

Deze aanpakken zijn voor De Ruime Blik echter nog een brug te ver. Inge fluit de projectgroep terug, want er is geen geld voor een intensief leertraject voor leidinggevenden. Werken volgens de Leidraad psychische arbeidsongeschiktheid is in haar visie in zekere mate terug te vinden in de nieuwe verzuimaanpak uit de verzuim- en reïntegratiegids, die op dat moment in conceptvorm gereed is. Maar het laat de leden van de projectgroep niet los. Hoe dit onderwerp aan te kaarten op een managementconferentie zonder weerstand op te roepen en zonder het al te vrijblijvend te houden?

Een telefoontje naar de externe adviseur biedt uitkomst. Zij raadt aan zelf eerst te brainstormen over omgangsvormen en wensen. Om vervolgens te kijken of deze werkvorm ook geschikt is om tijdens de managementconferentie in kleine groepjes uit te voeren. Wel adviseert zij om vooraf doel en opzet duidelijk te maken en om af te spreken wat men met de resultaten wil gaan doen. Overigens geeft ze aan dat het erg jammer is dat deze managementconferentie pas aan het einde van het project kan plaatsvinden, want het was beter geweest ermee te beginnen.

Hettie, de nieuwe P&O-adviseur, is opleider en trainer geweest. In een mum van tijd heeft ze een opzetje voor een brainstormmiddag in elkaar gedraaid. De projectgroep Verzuim besluit ook twee teamleiders uit te nodigen, omdat zij de uiteindelijke doelgroep vormen. In totaal nemen vier P&O-stafleden deel aan de bijeenkomst, twee afdelingsmanagers en twee teamleiders.

☐

Brainstorm over omgangsvormen bij verzuim

Aan deze brainstormsessie (een dagdeel) neemt een groep P&O-medewerkers en leidinggevenden deel. De bijeenkomst is ook op afdelingsniveau (werknemers/leidinggevenden/staf) te organiseren, bijvoorbeeld in een verkorte vorm tijdens een teamdag of in een uitgebreid werkoverleg. Ook kan een groep leidinggevenden dit met elkaar organiseren.

Doel van de bijeenkomst is het benoemen van knelpunten, inventariseren van wensen en ontwikkelen van een gemeenschappelijke visie. Na de sessie worden actiepunten benoemd om de gewenste omgangsvormen te bereiken. Op de agenda staat het volgende.

- Hoe gaan we om met zieke werknemers en werknemers met gezondheidsklachten? (Bijv. werknemers ontzien.)
- Hoe willen we met deze werknemers omgaan in onze organisatie? (Bijv. we willen dat privé-omstandigheden en arbeidsconflicten geen aanleiding tot verzuim kunnen zijn.)
- Welke stappen kunnen wij zetten om de gewenste situatie te bereiken? (Bijv. de belangrijkste punten uit deze sessie laten terugkomen in toekomstige trainingen voor leidinggevenden.)

Een brainstormbijeenkomst is relatief laagdrempelig en eenvoudig zelf te organiseren. Een van de deelnemers zit de brainstorm voor en let erop dat men naar elkaar luistert, elkaars mening respecteert en niet onderling in discussie gaat. Uitspraken worden op het (flip-over)bord genoteerd. Het kan handig zijn zelf eenmaal een dergelijke bijeenkomst te hebben bijgewoond, alvorens deze te organiseren in de eigen instelling. Zoals bij alle interventies die koudwatervrees of weerstand kunnen oproepen, geldt ook hier: begin klein en in eigen kring. Dat levert motivatie en informatie om dergelijke interventies ook bij anderen te doen. (Voor een uitgebreid voorbeeld van een brainstorm over omgangsvormen bij arbeidsongeschiktheid zie Piek en Reijenga, 2004, p. 61-65.)

De projectgroep voelt zich na deze bijeenkomst voldoende zeker over de thematiek en het nut ervan voor de managementconferentie. Hettie, Daniëlle en Monique bereiden nu de conferentie voor. Naast informatie-uitwisseling over de resultaten van het project gaat men in subgroepjes brainstormen over de omgangsvormen inzake verzuim. Een jaar na de start van het project is het zover: alle leidinggevenden komen onder leiding van Bert en Inge een halve dag bijeen om te praten over opvattingen en de praktijk van de omgangsvormen bij verzuim.

☐

Valkuilen nieuw beleid

Dooddoeners
- 'Het is nu eenmaal zo.' Je erbij neerleggen dat werkdruk leidt tot verzuim, dat vacatures niet vervuld kunnen worden, dat vrouwen nu eenmaal vaker ziek zijn en eerder ziek worden dan mannen. Dit leidt tot een passieve houding. Het beste tegenargument zijn de ervaringen van instellingen die een succesvolle aanpak realiseerden.
- 'We doen al zoveel.' Hiermee in tegenspraak is het onderzoeksgegeven dat hoe meer maatregelen de werknemers ervaren, des te lager het verzuim zal worden.
- 'De leidinggevenden hebben het al zo druk, dus die kunnen naast hun kerntaken niet ook nog eens de verzuimproblemen van hun werknemers oplossen.' Leidinggevenden hebben het minder druk als er minder mensen verzuimen. Daardoor is er minder verzuimbegeleiding, zijn er minder vervangingsproblemen en minder overbelastingsproblemen. Door een betere communicatie en meer openheid zullen werknemers zelf ook actiever bijdragen aan hun herstel en terugkeer. Leidinggevenden hoeven problemen niet over te nemen. Het benoemen van verzuimbegeleiding als kerntaak helpt ook.
- 'We zijn afhankelijk van de Arbo-dienst, het UWV, het overheidsbeleid.' Het heft in eigen hand nemen, maakt minder afhankelijk en geeft vrijheid. Afwachten doet dat niet.
- 'We zijn als instelling te klein. We hebben te weinig PGO-formatieplaatsen, geen herplaatsingsdeskundigheid in huis, te weinig geld voor begeleiding en te weinig functiedifferentiatie.' Hoe kleiner de organisatie, des te korter de lijnen. Het is een feit dat in organisaties met korte lijnen het verzuim lager is (het verzuim

in kleine organisaties is sowieso meestal lager). Een kleine organisatie zal het langdurig verzuim van een enkele werknemer echter eerder voelen, door zowel de kostendruk als het capaciteitsprobleem. Contacten met werknemers zijn minder afstandelijk, daardoor is het makkelijker om open te zijn en onderling resultaatgerichte afspraken te maken. Om de functiedifferentiatie te vergroten, is het handig om samen te werken met andere instellingen en (bijv.) ondersteunende dienstverlenende organisaties.

- 'We zijn als instelling te groot. We kennen de werknemers en leidinggevenden niet persoonlijk, de 'span of control' is te groot. Grotere instellingen hebben nu eenmaal een hoger verzuim.' Er zijn in een grote instelling veel hiërarchische lagen, maar dat wil niet zeggen dat daardoor werknemers buiten beeld mogen raken. Grotere instellingen hebben het voordeel van meer PGO-formatie, en de mogelijkheid om een reïntegratiecoördinator aan te stellen en meer professionele ondersteuning in te huren. Ook is er een grotere functiedifferentiatie en zijn er dus meer herplaatsingskansen.
- 'We moeten ons personeel ontzien.' Zulk beleid leidt tot goed bedoelde verwaarlozing, vooral bij psychische klachten. Het idee dat privacy bescherming betekent, dat je niet mag vragen wanneer iemand weer op het werk denkt te komen, komt voort uit de eigen handelingsverlegenheid. Meestal is dit niet gebaseerd op behoeften van werknemers.
- 'Verzuimbeheersing betekent administratieve rompslomp.' Dat klopt, maar de kosten wegen wel op tegen de baten. En hoe lager het verzuim, des te minder administratie.

Onduidelijkheid over wie het voortouw neemt
- Afspraken kunnen niet duidelijk genoeg worden gemaakt. Vaak zit men op elkaar te wachten en in projectvergaderingen is de kreet: 'Maar dat zou jij toch doen?', een (te) veel gehoorde. Een projectplan kan niet concreet en duidelijk genoeg zijn. Het is verstandig om bij iedere bijeenkomst de punten uit het plan kort de revue te laten passeren, zodat de kans op misverstanden over wie wat wanneer doet zo klein mogelijk wordt.

Mobiliteit: wees voorbereid op wijzigingen in de projectgroep
- Hoe goed je het ook afspreekt: er kunnen mensen uit de projectgroep afvallen. Door ziekte, zwangerschap, verandering van functie of andere prioriteiten in het werk. Het kan verlammend werken als er tijdelijk een projectuitvoerder uitvalt en het regelen voor vervanging kan ook tijd kosten. Een vervanger moet worden ingewerkt in de werkzaamheden van de projectgroep, bepaalde inhoudelijke discussies worden opnieuw gevoerd of er kunnen andere accenten worden gelegd in de uitvoering van het plan van aanpak. Dit alles kost tijd en vaak zal er opnieuw moeten worden gesproken met het management. Los daarvan is het

verstandig het management frequent te informeren over de voortgang van het project, zodat kan worden bijgestuurd als dat nodig is.

Externe veranderingen
- Wees voorbereid op wijzigingen in prioriteiten en plannen in de organisatie of in wet- en regelgeving. Verpleeghuis De Ruime Blik heeft geluk: de directeur steunt de projectgroep door dik en dun en verandert het beleid niet tussentijds. In de praktijk hebben de meeste organisaties wel te maken met veranderingen in de beleidsstrategie of andere randvoorwaarden. In de zorgsector wordt een directie wel eens door de raad van bestuur teruggefloten. Of er vinden fusies of reorganisaties plaats. Projecten op het gebied van verzuim en arbeidsongeschiktheid worden in economisch mindere tijden vaak stilgelegd: het verzuim daalde toch? De personeelsafdeling moet zich wellicht bezighouden met een grote bezuinigingsoperatie of een sociaal plan bij een gedwongen inkrimping. Deze ontwikkelingen vormen een afbreukrisico en het is een kunst om een project over verzuim in woelige tijden staande te houden. Soms zal een projectgroep gedwongen zijn om de ambities naar beneden bij te stellen.

Vermijd tijdrovers
- Inhoudelijke discussie is nuttig, maar steeds weer praten over hetzelfde onderwerp betekent dat in het project niet de juiste keuzes of afbakeningen zijn gemaakt. Andere tijdrovers zijn het afhankelijk maken van verschillende onderdelen aan de planning van andere onderdelen. Of het eindeloos en te gedetailleerd zoeken van informatie en bevestiging, omdat men onzeker is over genomen besluiten.

Laatste punt
Het kan handig zijn om te beginnen bij het laatste punt van het plan van aanpak. Vaak zullen hoogdrempelige en tijdrovende onderwerpen onder aan het lijstje staan, terwijl concrete en snel te realiseren onderwerpen bovenaan staan. Begin in ieder geval bij de onderwerpen die de langste doorlooptijd hebben. Communicatie, het bespreekbaar maken en inzetten van werkelijke veranderingen zijn vaak het sluitstuk in beleidsplannen, terwijl ze daarmee zouden moeten beginnen.

Resultaat

Het plan van aanpak is uitgevoerd.

Evalueren en verbeteren

Stap 8. Effecten meten

Als het project bij verpleeghuis De Ruime Blik het einde nadert, leunt de projectgroep Verzuim achterover. Terecht tevreden dat de meeste zaken uit het plan van aanpak gerealiseerd zijn of in gang zijn gezet. Totdat Monique directeur Bert in de gang tegenkomt en hij terloops opmerkt: 'Hoe staat het toch met dat Verzuim-project? Wanneer komt de evaluatie daarover op papier te staan? Het is toch al een jaar bezig?' In het plan van aanpak staat niet dat de werkzaamheden ook moeten worden geëvalueerd. Terwijl dit wel bij aanvang van het project met de directie en onderling was afgesproken.

Inge stelt voor hier heel pragmatisch in te zijn. Niet alle vragen van de meting aan het begin hoeven te worden gesteld. Wellicht kunnen nu ook minder mensen worden geïnterviewd. Maar een beknopte evaluatie met leerpunten voor de toekomst moet er wel komen. In totaal kost de meting nu minder tijd; het is zestien uur werk becijfert Inge.

☐

Belangrijke onderdelen evaluatie
- Is er gedaan wat is afgesproken?
- Had dat de gewenste gevolgen?
- Zijn er veranderingen op gang gebracht? En zijn die meetbaar?
- Wat zijn de leerpunten? Wat ging er goed? Wat ging er minder goed?

Om echt betrouwbare uitspraken te kunnen doen over de effecten van meetregelen inzake verzuim, is een periode van een jaar te kort. Schommelingen in verzuim zijn immers het gevolg van allerlei in- en externe variabelen. Maar na een jaar kunnen er wel indicaties zijn. Het is goed om variabelen te zoeken die men enigszins kan meten. Het herhalen van de vragen uit stap 2 (zie hoofdstuk 3) is daarbij behulpzaam.

De volgende indeling van onderwerpen is handig bij de evaluatie.

- Zijn de verwachtingen uitgekomen?
- Wat zijn de resultaten (in verzuimbegeleiding, gemaakte producten)?
- Wat kon er beter?
- Welke visie is er nu op project en verzuimbegeleiding?
- Wat zijn de resultaten van de eerste en tweede meting?

Aan de leidinggevenden in de projectgroep wordt door Inge gevraagd de belangrijkste leerpunten voor leidinggevenden te benoemen. Zij krijgt de volgende feedback:
- meerwaarde van persoonlijke begeleiding;
- meerwaarde van integrale visie;
- meerwaarde van inzicht in regelmogelijkheden;
- scherper onderscheid in terecht of onterecht verzuim (bijv. arbeidsconflicten);
- houvast bij problematisch verzuim (in nieuw protocol);
- meer ondersteuning van bedrijfsarts en P&O.

Resultaat

De resultaten zijn zichtbaar gemaakt en geëvalueerd.

Stap 9. Plan van aanpak verbeteren en beleid bijstellen

De resultaten van de evaluatie worden in een extra projectgroepvergadering besproken. Men kijkt daarbij kritisch naar alle resultaten en voorwaarden (communicatie, kwalificatie, training, informatie, ondersteuning en externe randvoorwaarden). De leerpunten zitten vooral in de volgorde van activiteiten, gemaakte afspraken, weerbarstigheid van de uitvoeringspraktijk en opgeroepen weerstand voor veranderingen. Maar over het algemeen blikt men terug op een geslaagd project.

Inge besluit de projectgroep in een minder intensieve vorm te laten voortbestaan. Voor het komende halfjaar maakt men nog enkele nieuwe afspraken:
- stuurinformatie op orde krijgen;
- herplaatsingsmogelijkheden in kaart brengen en ondersteuning daartoe regelen;
- reïntegratie tweede spoor (d.w.z. als herplaatsing bij de eigen instelling

niet meer lukt, maar een werknemer wel elders zou kunnen werken) bespreken met zorginstellingen in de buurt;
• continuering aandacht voor omgangsvormen;
• training leidinggevenden actualiseren en voortzetten voor nieuwe leidinggevenden.

Als toegift stelt Elise voor om eindelijk de beloofde 'best practices' van De Ruime Blik op papier te zetten voor directie en personeel. Iedere instelling kent zijn succesvolle reïntegraties. Er wordt echter (te) weinig over gecommuniceerd, terwijl het juist de individuele gevallen zijn waaruit het succes van het reïntegratiebeleid kan blijken. De ervaring leert tevens dat leidinggevenden en P&O-medewerkers, maar ook werknemers, inspiratie halen uit geslaagde cases van collega's. Er is vaak creativiteit voor nodig om een geslaagde herplaatsing tot stand te brengen, maar dat wil niet zeggen dat iedere keer het wiel helemaal opnieuw moet worden uitgevonden. Daarom is het raadzaam in de eigen instelling op zoek te gaan naar succesvolle reïntegraties van werknemers die ziek zijn geweest.

Resultaat

Het beleid is geëvalueerd en continuering van de aandacht is vastgelegd.

De casuïstiek: de beste evaluatie van de praktijk

We geven hierna enkele cases om de diversiteit aan herplaatsingsmogelijkheden te laten zien. Het gaat om cases die door TNO Arbeid werden verzameld in het kader van een onderzoek naar reïntegratie in ziekenhuizen van de sectorfondsen Zorg en Welzijn (zie www.arbozw.nl; Dekker en Van Dalen, 2003). Door te anonimiseren en voorbeelden te combineren zijn de hier gepresenteerde cases fictief. Het kan zinvol zijn in de eigen organisatie herplaatsingen te beschrijven en deze beschrijvingen in verzuimtrainingen aan leidinggevenden te laten zien (of als huiswerk bij trainingen cases te laten opsporen).
Wat opvalt in de cases, is dat de belangrijkste speler consequent de werkneemster zelf is. Succesvolle herplaatsing hangt vaak samen met het gevoel van de werkneemster zelf dat zij degene is geweest die bewust voor de herplaatsing heeft gekozen. Het aanvaarden van de eigen functiebeperking is hiervoor soms een voorwaarde, maar kan er ook het gevolg van zijn. Ziet men een nieuw perspectief, dan kan het vorige hoofdstuk – het

hoofdstuk van gezondheidsklachten en verzuim – worden afgesloten. Dit maakt duidelijk dat werknemers een belangrijke stem moeten hebben in de keuze voor herplaatsing. Gezamenlijkheid in het zoeken, oriënterende gesprekken, eens gaan kijken en praten bij interne mogelijkheden, is dus belangrijk. Daarnaast kan een alerte rol van leidinggevenden herplaatsingen zeker tot een succes maken; zij kunnen vaak een inschatting maken van de werkzaamheden die passen bij de persoonlijke mogelijkheden van de werknemer.

☐

Irene
- Leeftijd: 40 jaar.
- Huidige functie: receptioniste.
- Vroegere functie: verpleegkundige.
- Aandoening: hernia, klachten aan bewegingsapparaat.
- Moeite met: tillen, fysiek zwaar werk.
- Duur afwezigheid: achttien maanden.
- Terugkeer in: andere functie, met andere leidinggevende.
- Werkaanpassing of maatregelen: ander werk, geen diensten meer, kortere werkweek, aangepaste stoel.
- Gedeeltelijke WAO-uitkering: ja, 35 procent.

Proces bij herplaatsing in het kort. Lange tijd is er geen aandacht voor dat Irene ziek thuiszit. Ze kan haar werk niet meer doen. Ook al houdt zij contacten met collega's, haar leidinggevende en de P&O-functionaris: er is geen werk voor haar. Tot er een nieuwe locatie bij het verpleeghuis komt. De leidinggevende van die afdeling neemt samen met de P&O-afdeling de vacatures door, waarbij Irene's naam valt. Kort daarop nodigt het hoofd P&O haar uit voor een gesprek. In dit gesprek wordt haar een andere functie aangeboden. Ook de financiële consequenties worden goed doorgesproken. Irene wil graag weer aan het werk, want ze mist de contacten met collega's, bewoners en hun familieleden.
Belangrijkste succesfactor bij herplaatsing. Het feit dat werkneemster zelf contact houdt met het tehuis. Dat zich nieuwe mogelijkheden voordoen, door de uitbreiding van het tehuis, biedt haar de kans weer aan het werk te gaan. Overigens tegen een geringer salaris dan voor haar WAO-geschiedenis, zodat de werkneemster heeft ingeleverd om weer aan de slag te kunnen.
Belangrijkste personen betrokken bij herplaatsing. Werkneemster, hoofd P&O, (nieuwe) leidinggevende, 'thuisfront'.
Rol nieuw verzuimbeleid in slagen herplaatsing. Het zo lang laten voortduren van ver-

zuim is niet langer gewenst. Er is nu een lijst met potentieel inzetbare reïntegranten, die bij een nieuwe vacature eerst wordt doorgelopen. De Ruime Blik is nu ook zakelijker geworden in de herplaatsingsaanpak: een gesprek over de financiële consequenties schuwt men niet meer.

☐

Sylvia
- Leeftijd: 35 jaar.
- Huidige functie: administratief medewerkster.
- Vroegere functie: ziekenverzorgster.
- Aandoening: burn-out, psychische klachten.
- Moeite met: emotionele problemen van bewoners, direct bewonerscontact, mentale werkdruk.
- Duur afwezigheid: drie jaar.
- Terugkeer in: andere functie, met andere leidinggevende.
- Werkaanpassing of maatregelen: ander werk, kortere werkweek, geen direct contact met bewoners.
- Gedeeltelijke WAO-uitkering? Ja, aanvankelijk 100 procent afgekeurd voor eigen werk (verpleging). Na laatste herkeuring (op eigen verzoek) voor 60 procent goedgekeurd. De rest WAO.

Proces bij herplaatsing in het kort. Ook Sylvia is lange tijd een 'verdwenen dossier' voor de instelling. Tot er een mobiliteitscentrum via een regionaal transferpunt aangetrokken wordt, om diensten te verlenen voor het tehuis. Sylvia kent de coördinator van dit centrum en omdat het persoonlijk wel klikt, meldt ze zich aan. Ze staat nog steeds op de loonlijst van het tehuis, maar is buiten beeld geraakt. De coördinator van het mobiliteitscentrum spant zich in om voor Sylvia een functie te vinden. Een secretaresse bij de financiële afdeling attendeert Sylvia op een interne vacature. Omdat Sylvia handig is met tekstverwerkers en met haar kinderen veel achter de pc zit, durft ze erop te solliciteren. De leidinggevende wordt via de P&O-adviseur door de mobiliteitsmedewerker ingeseind dat – indien Sylvia voldoet aan de functie-eisen – haar aanstelling WAO-premie scheelt. Dat spreekt de financieel manager wel aan ...
Belangrijkste succesfactor bij herplaatsing. Samenloop van omstandigheden, persoonlijk netwerk en communicatie met leidinggevenden, moed van werknemer om te solliciteren op een functie waarvoor ze niet opgeleid is, moed van leidinggevende om ex-WAO'er aan te trekken.
Belangrijkste personen betrokken bij herplaatsing. Werkneemster, coördinator mobiliteitsbureau, (nieuwe) leidinggevende.
Rol nieuw verzuimbeleid in slagen herplaatsing. Leidinggevenden weten nu wat er komt

kijken bij herplaatsing. Dit werkt drempelverlagend. Door het weer aan het werk helpen van een WAO'er bespaart de instelling op de premies; daarvan waren we ons vroeger niet bewust.

☐

Rebecca
- Leeftijd: 43 jaar.
- Huidige functie: ziekenverzorgster.
- Vroegere functie: idem.
- Aandoening: psychische klachten.
- Moeite met: werktempo, concentreren.
- Duur afwezigheid: een jaar lang steeds gedeeltelijk uitgevallen.
- Terugkeer: in eigen functie, bij zelfde leidinggevende.
- Werkaanpassingen: kortere werkdag, extra begeleiding, geen avonddiensten meer (in verband met medicijnspiegel).
- Gedeeltelijke WAO-uitkering? Ja, 35 tot 45 procent.

Proces van herplaatsing in het kort. De situatie van Rebecca wordt door haar leidinggevende besproken in het SMT. Leidinggevende heeft extra begeleiding en structuur in het werk geboden. Er is steeds een gesprek met de werkneemster nadat ze bij Arbo-arts is geweest. Het beleid is dus: vinger aan de pols houden, kijken wat ze aankan.
Belangrijkste succesfactor. Alerte begeleiding leidinggevende, in combinatie met doorzettingsvermogen werkneemster.
Belangrijke personen bij de herplaatsing. Werkneemster, leidinggevende, Arbo-arts.
Rol nieuw verzuimbeleid in slagen herplaatsing. De alerte rol van leidinggevenden staat centraal in het nieuwe beleid. Het behoud van Rebecca voor het werk is illustratief voor onze nieuwe aanpak.

☐

Anna
- Leeftijd: 43 jaar.
- Huidige functie: logopediste.
- Vroegere functie: lerares middelbaar onderwijs.
- Aandoening: psychische klachten (overspannen geweest), maagklachten.
- Moeite met: hoge werkdruk, werken in onderwijs.
- Duur afwezigheid: ruim drie jaar.
- Terugkeer: andere functie, andere leidinggevende, andere sector.
- Werkaanpassingen: kortere werkweek.

- REA-subsidie aangevraagd: ja.
- Gedeeltelijke WAO-uitkering: 45 procent.

Proces van herplaatsing in het kort. Anna raakt overspannen in het onderwijs en belandt in de WAO. Het ziet er niet naar uit dat ze nog terugkeert in het werk. Pas als zij zelf het besluit heeft genomen om niet meer in het onderwijs terug te keren, verminderen haar klachten. Met behulp van haar therapeut, partner en vriendinnen gaat ze op zoek naar alternatieven en cursussen. Ze volgt bijvoorbeeld een cursus voor WAO'ers die weer aan de slag willen, wat haar zelfrespect ten goede komt. Ze volgt een logopedieopleiding en kan meteen aan de slag bij De Ruime Blik in haar woonplaats. Ze is nu klachtenvrij maar heeft nog wel een gedeeltelijke WAO-uitkering.

Belangrijkste succesfactor. Besluit tot omscholing, loslaten vorige werk door werkneemster.

Belangrijkste personen bij de herplaatsing. Werkneemster, therapeut, thuisfront, nieuwe werkgever.

Rol nieuw verzuimbeleid in slagen herplaatsing. De instelling trekt nu bewust gemotiveerde (ex-)WAO'ers aan, waarmee goede ervaringen zijn opgedaan. Bovendien bespaart dit op WAO-premies.

Stap 10. Het management spreekt zich opnieuw uit

De tiende stap is hetzelfde als de eerste stap. Het management spreekt zich opnieuw uit: wat gaan we hierna doen? En: laten we mechanismen ontwikkelen om de verworvenheden vast te houden. Geen project zonder vervolgacties!

Resultaat

Het management spreekt zich uit dat de verworvenheden uit het project Verzuim moeten worden vastgehouden, ingeregeld en dat men de resultaten zal blijven bewaken.

Aandachtspunten voor de toekomst

Het maken, uitvoeren en beoordelen van beleid is altijd een cyclus. Alleen een stappenplan opstellen is niet voldoende. Er moet ten eerste een koppeling zijn tussen het strategisch handelen (van directie, management) en de uitvoering in de instelling. Ten tweede is een stappenplan nooit 'klaar'. De laatste stap zal altijd weer de eerste stap moeten zijn.

Behulpzaam bij het systematisch maken, uitvoeren en beoordelen van beleid is een zorgsysteem. Voor verzuim- en reïntegratievraagstukken is een speciaal zorgsysteem ontwikkeld, dat juist in de zorgsector veel is uitgetest en geïmplementeerd (Reijenga, 2000) (zie tabel 3).

Tabel 3

Zorgsysteem voor verzuim- en reïntegratievraagstukken

Taartpunt uit het zorgsysteem	Stappen	Activiteit	Wie voert uit	Belangrijke voorwaarden voor uitvoering
Beoordeling	Stap 1	Aankaarten verzuim	P&O-team, hoofd P&O	Uitspraak management om verzuimbeleid te herzien
Besluitvorming, planning	Stap 2	Voorbereiden inventarisatie en aanpak. Wat moeten we weten, wat weten we al, wie helpt ons daarbij?	Projectgroep (incl. leidinggevenden)	Hoofd P&O zorgt dat directie en OR geïnformeerd wordt
Besluitvorming, planning	Stap 3	Verzuimanalyse kwantitatief en kwalitatief	Projectgroep	Raadplegen Arbodienst, OR, leidinggevenden, werknemers

Taartpunt uit het zorgsysteem	Stappen	Activiteit	Wie voert uit	Belangrijke voorwaarden voor uitvoering
Besluitvorming, planning	Stap 4	Discussie over analyse en besluit nemen over vervolgactiviteiten. Wie doet wat wanneer en wat kost dat	Projectgroep	Planmatig te werk gaan. Plan van aanpak opstellen. Eerst doelen kiezen, dan concrete activiteiten, namen en data
Besluitvorming, planning	Stap 5	Breng repertoire van interventies en maatregelen in kaart. Consequenties voor mens en organisatie, tijd en geld	Projectgroep	Informatie moet beschikbaar zijn (evt. via arbodienst) of inhuren externe adviseur
Besluitvorming, planning, dan organisatie	Stap 6	Plan van aanpak maken en zorgen dat voorwaarden voor uitvoering geregeld zijn	Leden projectgroep	Besluit management over uitvoering van plan van aanpak
Organisatie en uitvoering	Stap 7	Doen wat in plan van aanpak is afgesproken	Directie, staf, leidinggevenden, werknemers, Arbo-dienst, UWV	Elkaar kunnen aanspreken op hetgeen is afgesproken
Bewaken uitvoering, dan beoordeling	Stap 8	Effecten meten: verzuimduur, frequentie, verdeling kort/lang, over functiegroep, verzuimgedrag en beleving, kwaliteit van verzuimbegeleiding, ijkpunten, stuurinformatie	Afhankelijk van gemaakte taakverdeling: P&O-adviseurs, Arbo-adviseur, leidinggevenden, financiële afdeling	Stuurinformatie is voorhanden: duidelijkheid over cijfers
Beoordeling, dan besluitvorming en planning	Stap 9	Verbeteren aanpak	Projectgroep	Besluit management
Beoordeling, dan besluitvorming en planning	Stap 10	Aankaarten verzuim (zie stap 1)	Directie, hoofd P&O	Besluit management

Recentelijk is onderzoek gedaan naar verzuimbeleid in de zorgsector, en bekeken welke maatregelen nu daadwerkelijk succesvol zijn. Tabel 4 is uit dat onderzoek afgeleid. Het laat zien waarop instellingen hun aandacht het beste kunnen richten (RWI, 2004).

Tabel 4

Overzicht succesfactoren voor maatregelen in zorginstellingen

Investeren
- investeren in de Arbo-dienstverlening (om kwaliteit en intensiteit te verhogen)
- ondernemen van veel interventies: instellingen die veel interveniëren inzake verzuim en reïntegratie hebben lagere verzuimcijfers dan instellingen die weinig doen
- nemen van veel preventieve (Arbo-)maatregelen zowel inzake fysieke als psychische belasting en belastbaarheid

Professionaliseren
- professionaliseren van het personeelsbeleid (inclusief functioneringsbeleid en loopbaan- en mobiliteitsbeleid)
- trainen van vaardigheden (bijvoorbeeld: omgaan met stressoren, omgaan met verzuim, voeren van functionerings/verzuimgesprekken)
- rol van leidinggevenden versterken en ondersteunen
- erkennen en beter benutten van de betrokken experts
- efficiënter inzetten van gekwalificeerd personeel door functiedifferentiatie
- daadkrachtig optreden, niet afwachten

Structureren
- hanteren van een duidelijke structuur van taken en verantwoordelijkheden
- leggen van de regie inzake reïntegratie in de instelling zelf
- opzetten van een goede registratie om resultaten meetbaar en volgbaar te maken
- hanteren van een stapsgewijze, resultaatgerichte aanpak
- monitoren van voortgang in beleidsinspanningen
- inzichtelijk maken van kosten en baten van arbeidsongeschiktheid
- inzicht verkrijgen in repertoire van werk/functieaanpassingen en mogelijk alternatieve werkzaamheden om in te hervatten

Communiceren
- actief betrekken en informeren van werknemers
- verbeteren van de horizontale en verticale communicatie over arbeidsongeschiktheid, de oorzaken daarvan en de maatregelen om dit te verbeteren
- kosten en baten van arbeidsongeschiktheid inzichtelijk maken en hierover communiceren
- relatie met Arbo-dienst verbeteren en adequate ondersteuning afspreken
- 'best practices' verspreiden: zowel de individuele casuïstiek als beleidsinspanningen die succes hebben onder de aandacht brengen ter vergroting van het repertoire aan mogelijkheden

Werken aan een andere cultuur
- verbeteren van de sfeer op het werk (naar meer openheid en vertrouwen)
- verzakelijken van de verzuimaanpak (afrekenbaar maken van inspanningen, meer sturen op financiële cijfers, expliciteren verzuimoorzaken, arbeidsconflicten onderkennen, niet goed functioneren onderkennen, niet eindeloos proberen te herplaatsen in de eigen functie, naleven van procedurele maatregelen controleren)
- werken aan een cultuur waarin men elkaar kan aanspreken op verantwoordelijkheden inzake verzuim en verzuimbeleid
- interventies om omgangsvormen in de organisatie inzake arbeidsongeschiktheid bespreekbaar en veranderbaar te maken

Genoemde maatregelen zijn niet alleen voor de zorgsector relevant; ze gelden ook voor bedrijven uit andere sectoren. De accenten verschillen echter. Als op grond van dit overzicht van succesfactoren prioriteiten (wat betreft urgentie) zouden moeten worden toegekend aan de maatregelen die zorginstellingen moeten nemen, dan scoren het investeren in de (eigen) Arbodienstverlening en het professionaliseren van het personeelsbeleid het hoogst. Deze succesfactoren zijn voorwaardenscheppend waardoor zij helpen de andere succesfactoren te bevorderen, aldus genoemd rapport van de RWI (2004).

Wat hiernaast opvalt bij deze succesfactoren is dat er relatief veel baat te verwachten is van interventies die gericht zijn op (competenties van) leidinggevenden, personeelsbeleid en communicatie. De sleutel voor succes ligt dan ook in de instellingen zelf.

Tips

We sluiten af met enkele tips voor instellingen om de aandacht voor verzuim vast te houden.
- 'Piepsysteem': zorg dat betrokkenen bij tijd en wijle bij elkaar gaan zitten om de voortgang te bespreken. Spreek af wie wanneer aan de bel trekt.
- Monitor de voortgang, door ten minste jaarlijks aan een aantal mensen in de organisatie de evaluatievragen voor te leggen.
- Blijf prikkelen. Overweeg arbeidsvoorwaardelijke prikkels te introduceren (bijv. als experiment op een afdeling). Denk daarbij niet alleen aan 'straffen' maar juist aan 'belonen'. Zie hiervoor de publicatie op de literatuurlijst op pagina 72 in dit boek van Andriessen e.a. (2004).
- Blijf het oefenen in vaardigheden herhalen. Oefen jaarlijks in een rollenspel met verzuimgesprekken; dit houd leidinggevenden scherp.
- Probeer verzuimbegeleiding ook onder andere noemers op de agenda te houden en te krijgen. Denk aan competentiemanagement, mobiliteitsbeleid, arbeidsproductiviteitsmetingen en onderzoek naar werknemerstevredenheid.

Literatuur

Andriessen, S., Vuuren, van, C.V. en Smulders, P.G.W. (2004). *Prikkels en sancties; Bouwstenen voor een modern ziekteverzuimbeleid,* Hoofddorp, TNO Arbeid.

Astri (2002). *Aandacht is het toverwoord, recepten tegen ziekteverzuim na tien jaar onder de loep.* Leiden: Astri.

Bijl, van der, T.C. en Pool, J. (2002). *Sturen op competentieontwikkeling.* Houten: Bohn Stafleu Van Loghum.

Bosselaar, H. en Veerman, Th. (2001). *Invulling geven aan verzuim: bedrijven en de WAO-problematiek.* Den Haag: Ministerie van SZW.

Bosselaar, H. en Reijenga, F.A. (2000). *Koplopers in disability management.* Hoofddorp, TNO Arbeid.

Bosselaar, H., Reijenga, F.A. en Toorn, T. van der (2005). *Rechercheur Kroon en het geheim van de 2,5% ziekteverzuim.* Den Haag: Reed Business Information.

Commissie Arbeidsgehandicapten en Werk (2002/2003/2004). *Best practices* (ter gelegenheid uitreiking Kroon op het Werk). Hoofddorp, CAW.

Cuelenaere, B. (2003). *Vrouwen en arbeidsongeschiktheid.* Amsterdam: FNV.

Dekker, G. en Dalen, van, E.J. (2003). *Pilotproject reïntegratiebeleid ziekenhuizen ten behoeve van het Sectorfonds voor de Zorg.* Hoofddorp: TNO Arbeid.

Giezen, A.M. van der (2000). *Vrouwen, (werk)omstandigheden en arbeidsongeschiktheid.* Amsterdam: LISV.

Heemskerk, F. en Veldhuisen, A. van (2002). *Verzuim als veranderkundig vraagstuk.* M&O, Tijdschrift voor Management en Organisatie, 56, nr. 2.

Ministerie van SZW (2002). *Disability management: beleid op inzetbaarheid.* Den Haag: Ministerie van SZW.

Petersen, V. van, Vonk, M. en Bouwmeester, J. (2004). *Onbekend maakt onbemind.* Leiden: Research voor Beleid.

PGGM (2002). *Handboek reïntegratie voor werkgevers en werknemers in de sector zorg en welzijn, nieuwe wetgeving op het gebied van ziekteverzuim en arbeidsongeschiktheid.* Utrecht: Sectorfondsen Zorg en Welzijn.

Piek, P. en Reijenga, F.A. (2004). *Disability management als nieuwe insteek voor HRM.* Den Haag: Sdu Uitgevers.

Reijenga, F.A. (2000). *Resultaatgericht reïntegreren, werken met een zorgsysteem voor reïntegratie.* Utrecht: AWOZ.

Reijenga, F.A. (2001). *Onvervangbaar! Zorg voor personeel door een systematische aanpak van preventie en reïntegratie in het onderwijs.* Den Haag: Sectorraad voor Onderwijs en Wetenschappen.

Reijenga, F.A. e.a. (2000). *Preventie en reïntegratie in de welzijnssector en jeugdhulpverlening*. Utrecht: AWO Fonds.

Raad voor Werk en Inkomen (2004). *Ziekteverzuim en arbeidsongeschiktheid in de zorgsector: een inventarisatie en analyse van oorzaken en maatregelen* (www.rwi.nl). Den Haag: RWI.

Smit, A.A. (2001). De invloed van cultuur. Verzuim en WAO-intrede. *Zorgvisie*, 31, pp. 20-23.

Smit, A.A. en Andriessen, S. (2002). *Handreiking duurzame arbeidsinpassing voor personeel met achterstand op de arbeidsmarkt*. Hoofddorp: TNO Arbeid.

Uijl, S. den en Andriessen, S. (2004). *Goed werkgeverschap inzake omgang met ziekteverzuim*. Den Haag, Ministerie van SZW (http://arboconvenanten.szw.nl).

Veerman, T.J. (2004). *Verzuimmanagement in eigen hand! Vijf voorbeelden van een innovatieve aanpak van ziekteverzuim*. Den Haag: Ministerie van SZW.

Vinke, H., Andriessen, S., Heuvel, S.G. van den, Houtman, I.L.D., Rijnders, S., Vuuren, C.V. van en Wevers, C.W.J. (1999). *Vrouwen en reïntegratie*. Hoofddorp: TNO Arbeid.

VNO-NCW (2001). *Renderend gezondheidsbeleid, praktijk handreiking voor ondernemingen*. Den Haag: VNO-NCW.

Vuuren, C.V. van, e.a. (2000). *De aanpak van preventie, verzuim en reïntegratie in de sector zorg en welzijn* (dl. 1 en 2). Tilburg: OSA.

Vuuren, C.V. van, e.a. (2000). *De baas en ziekte, ziekte de baas*. Hoofddorp: TNO Arbeid.

www.arbozw.nl. De site over arbeidsomstandigheden, verzuim, reïntegratie en regelgeving voor de zorg- en welzijnssector.

www.kroonophetwerk.nl. Over de Kroon op het Werk-prijs en best practices van bedrijven in 'disability management'.

www.werkendperspectief.nl. Over de werkzaamheden en producten die de Commissie Het Werkend Perspectief heeft laten ontwikkelen.

www.ehbw.nl. De eerste hulp bij werk: een informatiebank voor werknemers, werkgevers en professionals op het gebied van arbeid en gezondheid.

www.psychischearbeidsongeschiktheid.nl. Voor een stappenplan en procedures bij psychische arbeidsongeschiktheid en voor nuttige links over dit onderwerp.

www.verzuimalert.nl. Voor een kosten-baten-'tool' inzake verzuim.

www.vernet.nl. Voor cijfers van verzuim, met name van instellingen in de zorgsector.

www.astri.nl. Voor onder andere publicaties over onderzoek naar preventie en arbeidsongeschiktheid in het algemeen en psychische arbeidsongeschiktheid en arbeidsongeschiktheid van vrouwen in het bijzonder.

www.arbeid.tno.nl. Onderzoek, informatie en advies over instrumenten, dienstverlening en voorbeeldprojecten inzake arbo-, verzuim- en reïntegratiemanagement.

Presentatie externe adviseur over verzuimmaatregelen

Meest gestelde vragen van werkgevers over verzuim en reïntegratiebeleid

- Wat zijn eigenlijk onze verzuimproblemen?
- Wat kost verzuim en wat levert extra beleid ons op?
- Wat besteed ik uit en aan wie?
- Hoe organiseer ik het allemaal?

Factoren die verzuim / reïntegratie beïnvloeden

- Individuele factoren
- Organisatorische factoren
- Maatschappelijke, macro-economische factoren

Individuele factoren

- Persoonskenmerken (leeftijd, sekse, opleiding, leefomgeving, motivatie)
- Gezondheid (welbevinden, perspectief, diagnose)
- WAO-gegevens (WAO-verleden, % arbeidsgeschikt, resterende verdiencapaciteit)
- Werkkenmerken (functio, belasting, dienstverband, functioneren)

Organisatorische kenmerken

- Type instelling (grootte, branche, regio, belasting/organisatie van het werk)
- Houding management (t.a.v. ziekte, kosten, wetgeving, eigen rol)
- Aanpalend beleid (HRM, arbo, kwaliteit)
- Arbeidsverhoudingen/voorwaarden
- Stijl en cultuur
- Ingekochte dienstverlening

Maatschappelijke factoren

- (Krapte op) arbeidsmarkt
- Conjunctuur
- Institutionele procedures
- Wettelijke regels (Pemba, WVP, WAO, WIA)
- CAO en/of convenantafspraken
- Hoogte van de uitkeringen

Specifieke issues voor verzuim in de zorgsector

- Fysieke belasting
- Psychische belasting
- Ontbreken taakautonomie
- Vrouwen en arbeidsongeschiktheid
- Motivatie bij jongere werknemers

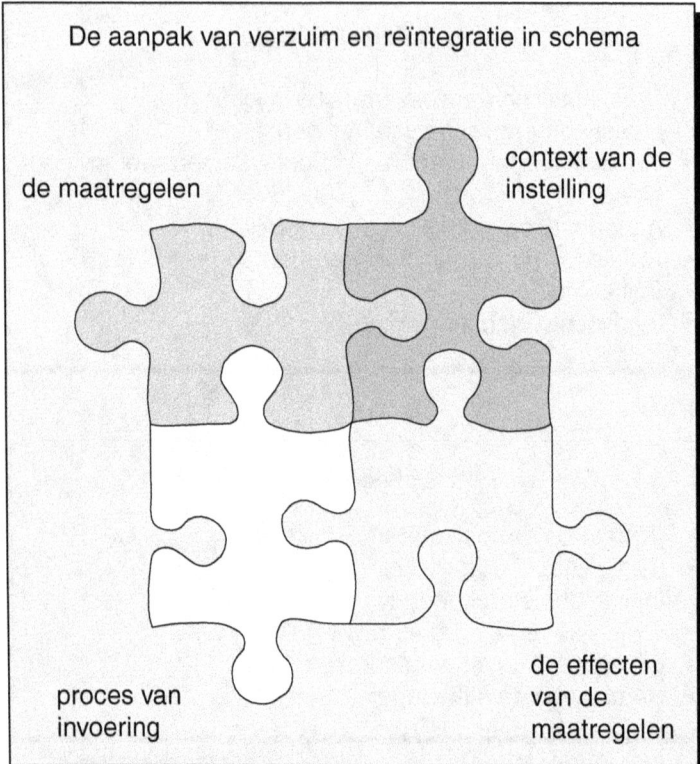

De aanpak van verzuim en reïntegratie in schema

de maatregelen

context van de instelling

proces van invoering

de effecten van de maatregelen

Interventies van instellingen (individueel niveau)

- Verzuimbegeleiding (gesprekken, controle, nazorg)
- Werk- of functieaanpassingen
- Arbo-curatieve zorg (rugscholing, RSI, etc.)
- Overige reïntegratiemaatregelen (wachtlijstbemiddeling, scholing, outplacement, arbeidspool)

Beleidsinterventies (instellingsniveau)

- Procedurele maatregelen (protocol, registratie, SMT)
- Preventieve maatregelen (persoons- of werkgericht, zoals RIE, PAGO, tilhulpen, training afdelingen)
- Reïntegratiemaatregelen (herplaatsingscoördinatie, inhuren deskundigheid, aanvragen subsidies)

Actoren bij verzuim en reïntegratie

- Werknemer
- Thuisfront
- Collega's
- Leidinggevende(n)
- Personeels-/arbofunctionaris
- Manager
- Bedrijfsarts, arbodienst

- Arbeidsdeskundige UWV
- Professional (training)
- Verzekeringsarts UWV
- Verzekeraar
- Curatieve gezondheidszorg
- CWI
- Overheid

Wat moet een werkgever geregeld hebben?

- Verzuimregels met OR afstemmen
- Communicatie over regels en verantwoordelijkheden
- Voldoen aan WVP
- Deskundigheid inkopen (arbo-/reïntegratiedienst)
- Gekwalificeerde ondersteuning
- Cijfers en kosten bijhouden
- Afstemmen met ander beleid

Kerngegevens voor werkgevers

- Samenstelling personeelsbestand
- Verzuimpercentage, frequentie en duur
- Eindewachttijd en WAO-instroom
- AO-percentage en diagnosecode WAO'ers
- Terugverdiencapaciteit, reïntegratiemogelijkheden
- Reïntegratieplannen
- Voorzieningen
- Subsidiemogelijkheden

Weerstanden tegen verzuim en reïntegratiebeleid

- Vooroordelen t.a.v. ziekte
- Goedbedoelde verwaarlozing
- Personeelszaken als bijzaak zien
- Administratieve rompslomp
- Complexiteit en institutionele belemmeringen

Succesfactoren in verzuimbeleid

- Open cultuur (werk-privé, persoonlijke band)
- Vertrouwen leidinggevenden en management
- Competenties belangrijker dan beperkingen
- Gezondheidsbeleid als vanzelfsprekendheid
- Bemoeizuchtig én toch zakelijk zijn
- In huis hebben van de regie
- Er geld voor uittrekken (en dus terugverdienen)
- Groot zelfregulerend vermogen
- Maatschappelijke betrokkenheid van het management

Plan van aanpak De Ruime Blik

- Monitoren huidige verzuim en beleid
- Inzicht in kosten en baten als trigger én stuurmiddel
- Communicatie belang verzuim in alle geledingen
- Verantwoordelijkheid leidinggevenden concretiseren én faciliteren
- Omgangsvormen centraal stellen, interventies ondernemen om de huidige cultuur bespreekbaar en dus veranderbaar te maken

Inhoudsopgaven verzuim- en reïntegratiegids

Verzuim- en reïntegratiegids ziekenhuis (3000 werknemers)

1 Inleiding

2 Procedure ziek- en hersteldmelding
2.1 Ziekmelding
2.3 Hersteldmelding
2.4 Zwangerschaps- en bevallingsverlof
2.5 Ziek ten gevolge van zwangerschap
2.6 Ziek-en hersteldmelding en contacten tijdens vakantie in het buitenland
2.7 Vakantie tijdens ziekte
2.8 Kort frequent verzuim

3 Taken en verantwoordelijkheden
3.1 Medewerker
3.2 Direct leidinggevende
3.3 Personeelsadviseur
3.4 Bedrijfsarts
3.5 SMT
3.6 Takenmatrix verzuimbegeleiding en reïntegratie

4 Verzuimbegeleiding en reïntegratie
4.1 Inleiding
4.2 Begeleiding bij reïntegratie

5 Interventiemogelijkheden om terugkeer te bevorderen
5.1 Inleiding
5.2 Mogelijke werkaanpassingen
5.3 Specifieke trainingen van cursusorganisatie waar contract mee is

6 Het reïntegratieverslag
6.1 Wanneer een reïntegratieverslag?

6.2 Onderdelen reïntegratieverslag
6.3 Actueel oordeel bedrijfsarts
6.4 Evaluatie plan van aanpak met de medewerker
6.5 Samenstellen van het reïntegratieverslag
6.6 Beoordeling van de reïntegratie-inspanningen door het UWV
6.7 Een meningsverschil, wat dan?

Bijlagen (schema's, checklists)

Notitie ziekteverzuimbeleid welzijnsinstelling (60 werknemers)

1. Inleiding

2. Preventief beleid
2.1. Verzuimbeïnvloedende factoren
2.2. Voorlichting
2.3. Verzuimgesprek

3. Curatief beleid
3.1. Motivatie door sociale contacten
3.2. Werkhervatting en reïntegratie
3.3. Aangepast werk
3.4. Sociaal-medisch teamoverleg (indien aanwezig)

4. Registratie en administratie
4.1. Ziektewet als vangnetvoorziening

Bijlagen
- Leidraad voor een verzuimgesprek
- Protocol ziekmelding
- Leidraad voor huisbezoek
- Leidraad voor werkhervattingsgesprek
- Leidraad voor (telefonisch) gesprek bij ziekmelding
- Protocol werkhervatting
- Taakverdeling instelling met betrekking tot WAO-procedure
- Contract Arbo-dienst
- Formulier 'processchema wie doet wat wanneer bij langdurig verzuim'

Taakverdeling bij een verzuimbegeleiding

Dit schema is oorspronkelijk ontwikkeld in het project reïntegratiebeleid in ziekenhuizen van de sectorfondsen Zorg en Welzijn door de Reinier de Graaf Groep in Delft (Dekker en Van Dalen, 2003). Er zijn wijzigingen in aangebracht.

Taakverdeling bij verzuimbegeleiding (V = verantwoordelijk; O = ondersteunend)

	Direct leidinggevende	Medewerker	Personeelsadviseur	Bedrijfsarts	Salarisadministratie	Afdeling Arbo/Arbo-verpleegkundige
Ziekmelding bij leidinggevende		V				
Ziekmelding naar salarisadministratie	V					
Voeren verzuimgesprekken	V	V				
Derde week melding aan bedrijfsarts					V	
Probleemanalyse	O	O		V		
Plan van aanpak	V	O	O	O		
Dossieropbouw	V					O

Taakverdeling bij een verzuimbegeleiding

	Direct leidinggevende	Medewerker	Personeelsadviseur	Bedrijfsarts	Salarisadministratie	Afdeling Arbo/Arboverpleegkundige
Procesbewaking	V	O	O			O
Deelname SMT	V		O	O		
Dertiende week melding UWV						V
Voeren WAO-intakegesprek (uitleg procedure)	O	O	V			O
Samenstelling reïntegratieverslag	V	V	O			
Aanvragen WAO	O	V	O			

Checklist voor een verzuimgesprek

Verzuimgesprekken zijn bedoeld om de medewerker te confronteren met zijn/haar verzuim. Het gesprek is niet alleen confronterend van aard, maar ook constructief. Het is erop gericht de huidige realiteit (verzuimgedrag) te vertalen in een constructieve, gezamenlijke aanpak, met als resultaat een reductie van het verzuim. Onderstaande tips zijn ontleend aan Bosselaar e.a. (2005) (bijlagen) en Dekker en Van Dalen (2003).

Tips

- *Bereid je goed voor*. Zorg dat je de feiten over het verzuim van de betreffende medewerker goed kent. Concentreer je op de verzuimhistorie van de laatste twee jaar. Analyseer de ter beschikking staande gegevens en cijfers. In hoeverre wijkt het verzuim af van de overige medewerkers? Is er een patroon in te ontdekken? (bijv. vaak op maandag, altijd hele weken, regelmatig tijdens vakanties).
- *Maak gebruik van alle beschikbare bronnen*. Eigen registratie, personeelsdossier, verzuimgegevens verstrekt door P&O, informatie van bedrijfsarts, informatie van voormalig leidinggevende en/of collega's.
- *Zorg voor een rustige omgeving, waar je niet kan worden gestoord*.
- *Begin met het bespreken van de verzuimgegevens*. Doe dit niet uit de 'losse hand' maar zet dit op papier. Laat de medewerker in kwestie de gegevens zien. (Vaak zijn ze verbaasd over de hoogte van de eigen verzuimcijfers).
- *Maak de medewerker duidelijk dat je als leidinggevende van de afdeling waar je verantwoordelijk voor bent, problemen hebt met/door het verzuim van de medewerker*. Geef aan welke dat zijn.
- *Vraag de medewerker wat volgens hem/haar de oorzaak van het verzuim is*. Laat de medewerker zo veel mogelijk zelf aan het woord. Durf stiltes te laten vallen. Inventariseer de omstandigheden die het verzuim van de medewerker beïnvloeden.
- *Doe geen toezeggingen die je niet kunt nakomen*. Zeg wel het een en ander te zullen nagaan. Onderzoek daarna of een toezegging kan worden gedaan (bijv. aanpassen werkplek, volgen van een opleiding).
- *Maak afspraken en leg deze vast op het registratieformulier voor verzuimgesprekken*. Stel een datum vast voor een evaluatie- of vervolggesprek.

Bij terugkeer op de afdeling

Het is van belang dat een medewerker die gedurende korte of lange tijd afwezig is geweest door ziekte bij terugkeer het gevoel krijgt dat hij/zij welkom is en gemist werd. Hij/zij zal moeten worden opgevangen en bijgepraat. Vanzelfsprekend is hier een verschil tussen kortdurend verzuim en een verzuim van langere tijd. Hoe langer het verzuim, des te groter het belang van een goede opvang. Houd daarom ook, met in achtneming van de privacy van de zieke medewerker, collega's op de hoogte van het ziekteverloop en de wijze waarop de terugkeer zal plaatsvinden.

- Zorg dat er direct op de eerste dag een gesprek plaatsvindt.
- Verzamel van tevoren de informatie die moet worden verstrekt.
- Zoek een rustige omgeving voor het gesprek.
- Informeer naar het verloop van de ziekte en eventuele belemmeringen bij het uitoefenen van het werk.
- Overtuig je ervan dat de medewerker niet te vroeg begint en daardoor de gezondheid of het herstel in gevaar brengt; raadpleeg eventueel de bedrijfsarts.
- Geef aan welke wijzigingen zich hebben voorgedaan tijdens de afwezigheid.
- Leg belangrijke informatie vast in een registratieformulier voor verzuimgesprekken.
- Zorg dat de collega's op de hoogte zijn van de terugkeer en, indien van toepassing, de aangepaste werkzaamheden (werkoverleg).
- Evalueer regelmatig het reïntegratieproces met de medewerker.

Overzicht van mogelijke werkaanpassingen

Onderstaand schema is ontwikkeld door TNO Arbeid voor en met de Reinier de Graaf Groep uit Delft. Zie ook Dekker en Van Dalen (2003) en Bosselaar, Reijenga en Van der Toorn (2005). Onder het begrip werkaanpassing vallen allerlei activiteiten en maatregelen die de werkgever kan ondernemen om terugkeer in het werk te bevorderen. Werkaanpassingen kunnen tijdelijk van aard of permanent zijn. Ze kunnen gericht zijn op het vergroten van de belastbaarheid van de werknemer (dus persoonsgericht) of op het verkleinen van de belasting (dus werkgericht). Daarnaast kan de aanpassing preventief zijn of juist curatief. De aanpassingen hoeven lang niet altijd te leiden tot minder werken of minder productie. Wees ook alert op mogelijkheden die de werknemer meer uren, meer uitdaging of betere carrièrekansen bieden. Reïntegratie is altijd maatwerk en een werkaanpassing die de ene persoon met specifieke klachten helpt, kan voor een ander persoon met vergelijkbare klachten minder geschikt zijn. De werkaanpassing dient altijd in samenspraak met de werknemer tot stand te komen. Wellicht heeft de werknemer zelf ook werkaanpassingen op het oog. Een goed oplossingsgericht gesprek hierover is essentieel, eventueel samen met een P&O-adviseur of een vertegenwoordiger van de Arbo-dienst.

Het verdient aanbeveling om bij de keuze voor een werkaanpassing steeds de volgende vragen te beantwoorden:
1. Lost deze werkaanpassing de bestaande belastbaarheid-/belastingsproblemen bij de betreffende werknemer structureel op?
2. Is deze werkaanpassing tijdelijk, gefaseerd of permanent nodig?
3. Moet deze werkaanpassing in combinatie met andere aanpassingen worden gedaan?
4. Sluit de werkaanpassing aan bij competenties, vaardigheden, functieniveau en ambities van de werknemer?
5. Wat zijn de kosten van de werkaanpassing? Is er vergoeding te krijgen? Zijn er consequenties voor de loonsom? De kosten van werkaanpassingen moeten worden afgezet tegen de kosten die de organisatie maakt voor verzuim, productieverlies, vervanging en WAO-instroom.
6. Op welke termijn is de werkaanpassing te realiseren?

7. Hoe haalbaar is de aanpassing? Welke organisatorische consequenties heeft de werkaanpassing (voor collega's, planning, functie, salaristechnisch)?
8. Wiens advies én wiens toestemming is er nodig om te besluiten over deze werkaanpassing (voor advies: Arbo-arts, P&O-adviseur, afdelingsmanager, bedrijfsmaatschappelijk werk of reïntegratiebedrijf. Voor toestemming: afdelingsmanager).

Overzicht werkaanpassingen

Aard aanpassing	Omschrijving	Bijzonderheden
Uren aanpassing	Minder uren per dag werken	Eventueel opbouwen naar oorspronkelijke tijd
	Minder dagen in de week werken	Idem
	Meer/andere pauzes of rusttijden nemen	Idem
	Meer uren werken (verdeeld over meer dagen)	
Taken aanpassen	Minder taken	Specifieke taken die problemen geven eventueel weglaten
	Meer taken	Meer uitdaging bieden
	Andere taken	Neventaken weg laten of toevoegen kan binnen de eigen functie. Indien hoofdtaken worden weggelaten of toegevoegd zal een andere functie ontstaan.
Organisatie aanpassen	Organisatie van het werk veranderen	Andere werkafspraken, richtlijnen of procedures verduidelijken, andere overlegvormen invoeren
	Team samenstelling aanpassen	Met andere of meer collega's samenwerken, herverdelen werkzaamheden over teamgenoten

Aard aanpassing	Omschrijving	Bijzonderheden
Werkplek aanpassen	(letterlijk) Materiële werkaanpassingen	Zoals hulpmiddelen bij tillen en reiken; verplaatsen in gebouw, verstelbare hoogte van tafels, stoelen, bedden, behandelapparatuur en ander meubilair, aanpassing beeldscherm werkplek, klimaat en lichtbeheersing van werkruimte
	(figuurlijk) Andere werkplek	Bijvoorbeeld bij samenwerkingsproblemen of problemen met patiënten: ander team, andere afdeling zoeken. Dus: zelfde functie, andere afdeling
Begeleiding	Extra overleg met leidinggevende	Nazorg bij reïntegratie: vinger aan de pols houden
	Extra werkoverleg met collega's	Bijvoorbeeld om vertrouwen in elkaar te herstellen of om aan te geven wanneer assistentie nodig is. Denk ook aan bespreken werkdruk en taakverdeling
	Intervisie (collegiaal) of supervisie (leidinggevende)	Ter verbetering van de functie-uitoefening
	Externe intervisie of coaching	Idem
	Organiseren van praktische begeleiding toegang tot werk	Bijvoorbeeld regelen woon-werkverkeer (door collega's of met vergoeding van UWV)
Scholing en training	Training fysieke belasting-belastbaarheid	Bijvoorbeeld: tillen, rugtraining, RSI-training
	Training mentale belasting-belastbaarheid	Bijvoorbeeld: werkdruktraining, preventie van stress, traumaverwerking, omgaan met agressie en geweld
	Vaardigheden trainen	Assertiviteit, werken in teamverband, coaching, leiding geven, et cetera
	Scholing (vakinhoudelijk)	Voor eigen functie of voor mogelijk nieuwe functie. Bijscholing en omscholing

Overzicht van mogelijke werkaanpassingen

Over de auteur

Dr. Femke Reijenga is van origine organisatieantropoloog en verricht als senior onderzoeker/adviseur toegepast onderzoek naar de vormgeving en implementatie van verzuim- en reïntegratiemanagement in organisaties. Daarnaast doet zij onderzoek voor en adviseert zij overheid, branches en belangenorganisaties omtrent arbeidsongeschiktheidsvraagstukken. Zij is met name thuis in kwalitatief en toegepast onderzoek en begeleidt organisaties bij beleidsvernieuwing op haar werkterrein. Ze schreef enkele praktische handboeken voor HRM-professionals en werkte tien jaar bij TNO Arbeid voordat zij in 2005 in dienst trad bij Astri (www.astri.nl).

GPSR Compliance

The European Union's (EU) General Product Safety Regulation (GPSR) is a set of rules that requires consumer products to be safe and our obligations to ensure this.

If you have any concerns about our products, you can contact us on

ProductSafety@springernature.com

In case Publisher is established outside the EU, the EU authorized representative is:

Springer Nature Customer Service Center GmbH
Europaplatz 3
69115 Heidelberg, Germany

www.ingramcontent.com/pod-product-compliance
Lightning Source LLC
LaVergne TN
LVHW010302260326
834688LV00044B/1418